大病预防先去火

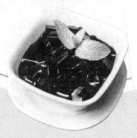

U0227171

谢文英⊙编著

 科学技术文献出版社
SCIENTIFIC AND TECHNICAL DOCUMENTATION PRESS

·北京·

图书在版编目（CIP）数据

大病预防先去火/谢文英编著. —北京：科学技术文献出版社，2015.11
ISBN 978-7-5189-0669-7

Ⅰ.①大… Ⅱ.①谢… Ⅲ.①泻火—基本知识 Ⅳ.①R243

中国版本图书馆 CIP 数据核字（2015）第 207921 号

大病预防先去火

策划编辑：孙江莉　　责任编辑：孙江莉　杨　茜　　责任校对：张燕育　　责任出版：张志平

出 版 者	科学技术文献出版社
地　　　址	北京市复兴路 15 号　邮编　100038
编 务 部	（010）58882938，58882087（传真）
发 行 部	（010）58882868，58882874（传真）
邮 购 部	（010）58882873
官方网址	www.stdp.com.cn
发 行 者	科学技术文献出版社发行　全国各地新华书店经销
印 刷 者	北京建泰印刷有限公司
版　　　次	2015 年 11 月第 1 版　2015 年 11 月第 1 次印刷
开　　　本	710×1000　1/16
字　　　数	240 千
印　　　张	17.75
书　　　号	ISBN 978-7-5189-0669-7
定　　　价	28.00 元

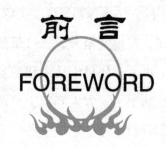

前 言
FOREWORD

"火"是人类赖以生存的先决条件，相当于人体的能量，起着推动人体执行各方面行为的作用，相当于人体的"原动力"。没有"火"，我们靠什么运动、行走、工作、思考？

虽然"火"对人体来说这么重要，但是中国有句古话叫"物极必反"。人体的火有"少火"和"壮火"之分。"少火"为生命之火，为人体之元阳，确保人体各种功能的正常运转；而"壮火"为损耗元气的"贼火"，它会危害人体健康。

其实这里提到的"壮火"就是我们平时所说的上火。很多人都出现过上火症状：吃不下、睡不着、口腔溃疡、牙龈肿痛、心烦气躁、头晕等，到医院去看吧觉得小题大做，不看吧又非常难受，有时候即使去医院也很难短时间内消除症状。

人体之所以会上火，主要是由于身体中的阴津缺失，阴津即人体的阴液，为生命之水，人体中的阴津和元阳共同维持着人体的阴阳平衡。生命之火旺而不过的时候，元阳温煦阴津，使之濡润滋养周身，人体处在阴阳平衡的健康状态。但是"阳易动，阴易损"，导致这种平衡状态很容易被打破，比如运动的过程中人会出汗，感觉

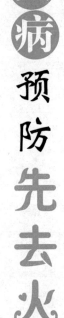

大病预防先去火

口干，此即为轻度"上火"，为阴津缺少导致的，此类情况喝点水即可补充。当内火扰动元阳妄动，导致阴津亏耗的时候，需要通过药物、食物，用甘寒甘润的方法来养阴增液，去邪火、养护阴津。

上火并不是小问题，有虚实至分，去火虽然很重要，但前提要分清虚实，对症去火。再者，如果生活中注意规范自己的起居、饮食习惯等，即可有效预防上火，大大降低上火的概率，不是比等火"烧"身的时候再去更好吗？

本书中将人体不同部位的"火"做了划分，而且对"火"的虚实也做了详细的介绍。不同部位的"火"表现出的上火症状也是不同的，对症治疗才是根本。本书中对不同脏腑上火的治疗方法进行了详细的介绍，包括食疗法、药物疗法、按摩疗法、运动疗法等。寻找适合自己的方法去火，也可以结合其中的某些方法，将"火"降到最适状态。

编　者

目 录
CONTENTS

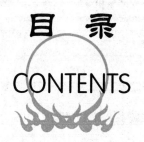

第一章　什么是"火"
——人体的生机之源

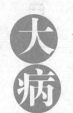

大病预防先去火

第二章 火的"生"和"去"
——衣食住行皆生火

第三章　脾胃火

——水谷精微，有火难接收

第四章　肝火

——"火"累及肝，心烦气躁苦不堪

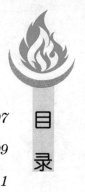

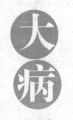

大病预防先去火

第五章　肺火

——肺受"火"扰，感冒咳痰少不了

第六章　肾火

——辨别虚实再去火

大病预防先去火

第七章　心火

——病由心生，心火要"防"也要"去"

第八章　关于"火"的常识
——那些你不知道的事

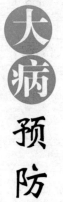

大病预防先去火

第一章　什么是『火』

——人体的生机之源

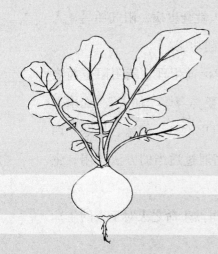

人人体内都有一把"火"

中医用自然界的火来打比方，用其说明人的生命活动、病理现象。自然界的火可以产热生暖，供人体所需，对人体健康有利，可一旦火势凶猛，就会诱发火灾。用此火比喻人体之火，意在说明人体之火也是如此，少之有益，过则为患。

火是人体能量的来源，能够为生命活动提供持久的动力，确保身体内各项功能的正常运行。如果没有这团火，生命就会走下坡路，最后终止。

中医称这团火为"元气"和"阳气"等，《素问·生气通天论篇》曾说："阳气者，若天与日，失其所，则折寿而不彰。阳气者，精则养神，柔则养筋。"意思就是说，人体中的阳气就像天上的太阳那样重要，失去太阳，就会暗淡无光，人体失去阳气，寿命也就快要到尽头了。从这段话里我们不难看出，古代中医很早以前就认识到了阳气对人体健康的重要性。

阳气是人体物质代谢和生理功能的原动力，为人体生殖、生长、发育、衰老、死亡的决定性因素，人体正常的生存需要阳气来支持，即"得阳者生，失阳者亡"，阳气不足，人就会生病，阳气耗尽，人就会死亡。阳气能温养全身组织，维护脏腑功能。

阳气不足，人体就会缺乏生机，不能保证生理功能阴阳平衡之正常需要，很容易诱发各种疾病，此时就要为身体"加火"。如果平时觉得口味寡淡，食欲下降，而且经常消化不良、便溏、畏寒、四肢发冷，则为阳气不足，火力不旺，应当通过适当的方法扶阳、生火，让人体系统恢复到阴阳平衡的状态。

但是中国有句古话叫"物极必反"。虽然生命之火对于人的生命健康非常重要，但前提是保持在一定的范围内，否则就会变成中医上提到的"壮火"。过于旺盛，人体的正常生理功能就会被破坏，表现出胃火旺、心火旺、肝火旺等一系列病症；再比如人在发热的时候会表现出红、肿、热、痛等症；经常有人大便干燥、口臭、烦躁、失眠等，都是人体中的火太大导致的。因此，我们在保护人体之火的同时更应当掌握好这个度，以免火过旺而危害身体健康。

很多人认为上火并不是什么大病，过不了多久火就会自行退去，岂不知这种想法无异于"痴心妄想"。连续忍了一段时间你就会发现，"火"不仅没有退，反而"越烧越旺"了，因上火而出现的疼痛、肿胀感越来越严重。本来只是轻微的上火，到后来却严重到不能自行出门的地步，由此可见，上火症状是不容忽视的。

有的人在知道自己上火之后就开始喝凉茶，还庆幸自己懂得一点医学知识，认为凉茶是凉性的，能有效去火，到最后不仅火没去成，反而伤了脾胃，导致脾胃功能失调，不是便秘就是腹泻。久而久之，累及肾功能，还会出现水肿、肾阳虚等症状。由此可见，去火也要采取正确的方式方法，而不是盲目去火。

🔥 人体少了火，疾病成了"魔"

在我们的周围分布着无数的细菌、病毒、尘埃、毒素等，人体无时无刻不在接触这些物质，但是人体本身有一定的抵抗力，所以才能让我们置身于其中而不受其害。可人体一旦少了火，疾病就会向魔鬼一样缠着你不放。

火气充足，机体各个组织、器官、系统即可正常运行，人体也会变得生机旺盛。当火气不足时，机体就会慢慢变衰弱，无法维持

恒温，表现出肢冷，畏寒等，这时身体中气血的运行速度就会变慢，个体的物质代谢、生理功能降低，预防、抵御外邪入侵的能力降低，甚至诱发一系列的病理反应，如咳痰、瘀血、结石等，进而导致多种疾病。

心气不足，人体中气血的正常运行就会受阻，出现心悸、心律失常、心力衰竭等；脾气不足，水谷精微的正常运化就会受影响，表现出食欲下降、消化不良、腹胀、腹泻、便秘等消化系统疾病；肝气不足，肝之藏血、疏泄功能就会出问题，人就变得容易疲倦、眩晕、萎靡不振，症状严重者甚至会患上脂肪肝、肝硬化等症；肾气缺乏，人体内的水液代谢和生殖功能就会受影响，表现出小便频繁、夜尿增多、面色黯淡、手脚冰冷、男性会出现阳痿早泄等症状，女性会出现宫寒不孕等，甚至会诱发肾衰竭等；肺气不足，肺的正常呼吸、宣发、水液代谢过程就会出问题，表现出气短、气喘、咳嗽等不适，甚至会导致慢性支气管炎、支气管扩张、肺气肿、肺源性心脏病等。

此外，你知道吗？癌症和身体内火气的缺乏有着很大的关系。气血在身体中的顺利运行要依靠"火"的推动，如果火气推动作用不足，气血就会淤滞于脉内，无法为机体提供充足的养分。淤滞在脉中的气血不能作用在需要的部位，也不能排出体外，慢慢积累在阻塞部位，影响周围组织发生恶变，形成肿瘤。

通过上述介绍我们不难看出火对于提升人体抵抗力、对抗疾病的重要性。想要缓解由火气不足而产生的疾病，其根本还是"补充阳气，驱除阴邪"，进而提升五脏六腑之运化功能，提升机体的自愈能力，等到火气充足时，身体素质就能得到全面恢复，疾病就会逐渐好转，直至痊愈。

🔥 气即火也，气血需同补

在前面我们已经提到，火代表着人体之"阳"，但是很少有人知道火还代表着气血里面的"气"。气更近一步是阳，阳过了即为火。

气在人体内有推动、温煦、防御、固摄之功。气为血之帅，火气充足，才可以统摄、推动血液运行于全身，同时不断花生出新的血液，让生命过程生生不息。一旦人体中的火气不足，就会表现出气虚、气陷、气逆，甚至元气亏虚等，就会无力统摄、推动血液运行，致使血液溢在脉外或者停滞不行，新血不能被话生，表现出血虚等症。

中医认为，气为血之母，血为气的载体，同时为气的功能活动提供水谷精微和营养，一旦血不足，气就会失去化生的物质基础，引起血虚，使身体陷入恶性循环中。

《血证论》中有云："夫载气者血液，而运血者气也，人生之液全赖乎气，血脱而气不脱，虽危犹生，一线之气不绝，则血可徐生，复还其故，血未伤气先脱，虽安必死。"这句话的意思就是说，血为气的载体，推动血的是气，人的生命也完全依赖于气，如果一个人只是失血但气还在，虽然危险却仍然能延长生命，因为有一丝气不绝，就能慢慢地生血。如果一个人的血并未受损，但是却没有气，虽然表面上是安全的，但最终肯定会死亡。

从中医的角度上说，血需要依靠气之推动才可以正常运行，因此无论一个人的血液质量有多高，只有没有气，血就会成为死血，无法被人体利用，人也因此而失去了生机。

由此可见，补血的时候也要补气，只有气血同补，才更有益于身体健康。补气血的时候从以下两方面着手：增加营养物质的摄入

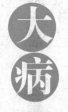

量，既要多吃些有补血之功的食物或药物，也要吃些有补气之功的食物和药物，为机体气血提供必需的营养物质；另一方面，由于气血的生化需要依靠脾之运化，并且补品大都黏腻，不易吸收，因此要注意补益脾胃之气，提升脾胃之运化功能，以促进人体消化、吸收进而生化气血。所以血虚不适或血虚体质者应当遵医嘱服用有健脾之功的党参、山药、薏苡仁、莲子等。

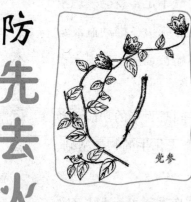

党参

可以炖一碗八宝鸡汤，既能补气又能补血。做法简单：党参、茯苓各 5 克，炒白术、川芎各 2 克，炙甘草 1 克，熟地黄、当归各 3 克，大枣 10 枚，母鸡 1 只，葱 15 克，姜 10 克，食盐少量，将八味药物放到纱布袋内装好，扎紧口；鸡宰杀后洗净，姜洗净后拍碎；葱洗净拴成结；把药袋、鸡、调料一同放到沙锅内，加足量清水，大火开熬至水沸，撇去上面的浮沫，转成小火加热至肉烂，吃肉喝汤。八宝鸡汤有补肺气、益脾气的功效，可以增进免疫力，增强人体对外界环境有害因素的抵抗力和适应性，适合气虚症患者服食。

也可以煲一碗乌鸡汤：乌鸡肉250 克，当归 15 克，黄芪 20 克；将乌鸡肉洗净后切成块状，当归、黄芪洗净之后一同放到瓦锅中，倒入适量清水，开小火煮熟。调味服食。此药膳有气血双补，固肾调精之功，适合月经病气血不足、肾虚者，症

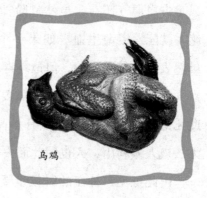

乌鸡

见月经不准，经量少而色淡，神疲气短，多梦失眠，头昏腰酸，面色苍白等。

上了年纪，火力也弱了

随着年龄的增长，人体中的阳气会逐渐衰弱。很多老年人都有这样的体会，从自己四五十岁之后起夜的次数就开始增多，而且每次的尿量都比较多。出现这种现象，主要是由于肾阳不壮，元阳不足，火力弱，没有足够的热量蒸发水分，导致水只能以尿液的形式排出体外。中医称这种现象为"小便清长"，病情多为寒性。

"小便清长"指的是尿液的颜色白，量大，都是阳虚者的特点。老年人随着年龄的增长火力变弱，所以也就不算毛病，可是如果在40岁以前就出现了这种情况，那就要提高警惕了，应及时诊治，否则问题很可能会越来越严重，稍微动一动就出汗，比别人穿得多却还是冷，性功能也出了问题。

孩子排大便的速度通常都很快，因为火力比较壮，而上了年纪之后，中气不足，清气就不能向上升，浊气就不能向下降，排便就会不畅。此时可以服用一些补中益气丸，将火力补足。但是要注意，不能服去火药，否则中气会越来越虚，导致排便更加困难，甚至出现便秘。

其实不管是上了年纪的人还是年轻人，感受到自己的火力变弱时应当及时调整自己的生活方式、生活习惯，从以下几方面来护火气、保养身体。

◆通过自然之阳气补充体内之火气

经常到户外晒太阳，呼吸新鲜空气。晒太阳的最佳时间是清晨和冬季正午，在这个时间段可以到户外走走，双手的劳宫穴面对太阳，同时均匀、绵长地进行深呼吸，以充分吸收自然界中的阳气。

冬季户外晒阳气的时候应当做好保暖，穿上御寒的衣物，以更好地保护"火气"。还应当注意，运动过后不要立即脱掉衣物，防止外界寒气入侵体内，加重身体发冷。还要注意不能穿得过紧过厚，也不要穿密不透气的衣服，防止阻碍血液循环，导致身体不暖和。

◆通过饮食特性辅助阳气生发

平时可以吃些有助于保养阳气的食物，如羊肉、牛肉、牛奶、韭菜、生姜、山药、桂圆、荔枝等。还应当注意食物的搭配和食物的温度，比如，吃螃蟹的时候配些生姜，即可用姜的温热中和螃蟹的寒凉，避免损伤人体之火气而危害身体健康。尽量避免吃生冷食物，避免喝冰饮，防止身体受过强的冷刺激而损伤火气。

◆规律作息有益于身体健康

尽量在晚上11：00以前睡觉，因为晚上11：00到凌晨1：00这段时间是子时，为人体阴阳交接的时间，此时人体的阴气最为旺盛，阳气最弱，若在这个时间还未入睡，身体中各个脏腑器官仍然处在积极运作的状态，就会耗伤人体内的火气，并且难以弥补。千万不要以为前一天熬了夜，第二天多睡一会儿就能补过来，补觉对人并无益处。因为火气虚耗对身体造成的损害在慢慢积累，久而久之会诱发多种疾病。

◆适当运动能促进气血运行

经常运动可以促进全身气血之运行，让身体逐渐变暖，利于身体中的气更好地生发、运行，适宜的运动包括：慢跑、散步、爬楼梯等。但是要注意，选择的运动项目和运动量应当根据自身的承受能力而定，如果运动过量，超出身体负荷，就会耗伤阳气，甚至会伤害到肾中的"元阳"，导致的后果很严重。火气不足的人是不适合参加剧烈运动的，也不宜长时间进行过重的体力劳动，否则会损伤阳气，加重火力不足。每天抽出半小时左右的时间锻炼就可以了，至四肢和面部微微出汗，即可达到不错的保健效果。

◆ 拥有好心态阳气更充足

想要看护住自己身体中的阳气，还应当注意顺应阳气生发之特性，由精神方面疏放阳气。保持乐观开朗、放松的心情，多和人交流，让精神变得更加舒畅，情绪能够得到适当地宣泄，避免愤怒、抑郁、烦躁等负面情绪损害身体健康，如此一来，身体中的阳气也可以得到充分的宣泄、舒展。

性欲亢奋，虚火惹的祸

生活中，常常会有一些男性性欲亢奋，而且以此为傲，认为这是身体强壮的表现。实际上，这很可能是中医上所说的"虚火"导致的。

从中医的角度上说，人体内的"君火"不及"相火"的时候，虚火就会上升，进而导致性欲亢奋。"君火"就是指我们平时所说的心火，为人体的正常值或，也是中医学里面的"元阳"，之所以称之为"君火"，是因为它像个君子一样翩翩有礼、守规矩，不会在身体中捣乱。而"相火"又被称作"元气之贼"，它会损伤人体之元气，会干扰人体正常的火力发挥，肝肾阴虚是它导致的最大伤害。

人在肝肾两脏阴虚时，两脏之间的"阳"会更加旺盛，此处的"阳"即"相火"。它是一种虚火，会消耗人体内的阳气，久而久之还会形成恶性循环。肝在"相火妄动"的时候会表现出头晕眼花、耳鸣耳聋等症。高血压患者、伴随着更年期综合征的女性都是典型的"相火妄动"者。肾"相火妄动"者会表现出性欲亢进，表面上是能量的发泄，实际上并不是什么好事。亢奋的虚火会耗尽体内的元气，最终出现性冷淡或性无能。实际上，性欲亢进是一个人从性欲亢奋变成早泄、阳痿的过程。

从现代医学的角度上说，性冲动为通过神经一节节传递来完成的，每节神经之间都有个叫"神经突触"的结构，这个结构受到刺激之后会释放神经递质，这种物质能完成传递冲动。但是若一个经常性冲动，神经突触长时间处在兴奋状态，它的内部神经递质就迅速被耗光，或合成神经递质的原料减少，慢慢地神经就不能传递这种性冲动了，导致本来性欲亢奋的变成了性功能低下。

此时可以服用一些归肝经的药物，以防止虚火继续损耗身体，提前进入性冷淡、性功能低下状态。知母和黄柏会伤害人体之元气，这两味药入肾经或泄肾的"相火"，导致其丧失性欲能力。可以通过服用六味地黄丸来降虚火、抑制性欲亢奋。

六味地黄丸以滋补肾阴为主，它能补肾阴、补肝阴、降火，如熟地黄能补肾阴；山茱萸肝肾同补；牡丹皮有清热降火之功。由此我们不难看出，六味地黄丸是非常适合肝肾阴虚者服用的。

肝肾阴虚者平时除了要服用六味地黄丸之外，还应当注意适当放松自己的大脑。因为过度的脑力劳动容易让人失眠，时间久了就会心烦，让人虚火频起，性欲亢奋，导致失精失眠，虚火更积，形成恶性循环。所以性欲亢奋的人要注意精神放松自己的大脑，千万不要让它超负荷。

耳枯面黑，生命之火燃尽

中医认为，耳为宗脉之所聚，从耳朵就能观察出你的全身状况。当一个人的某个脏腑发生病变的时候，就会在经络的传导作用下在耳郭的相应部位表现出异常，耳朵的色泽、形态、感觉都会发生一定的变化。

《灵枢·邪气脏腑病形》上有云："十二经脉，三百六十五络，其血气皆上于面而走空窍……其别气走于耳而为听。"意思就是说，经络和耳有着非常密切的关系，因此《灵枢·素问》上有云："耳者，宗脉之所聚也。"《素问》有云："耳焦如炭色者，为肾败，肾败者，必死也。"

治疗慢性病、消耗性疾病的时候，若发现自己的耳朵变得很薄、枯萎、褶皱增加、缺少光泽，就要提高警惕。健康的耳郭应当丰满。

病危者的面部皮肤颜色发黑，为生命垂危之相。看到过尿毒症患者的人就会发现，无论患者先前的皮肤多么白皙，患上尿毒症之后面色都会很黑。对于面色发黑，西医认为是心脏功能不好，血细胞由负荷氧气变成负荷二氧化碳，从此之后，血液颜色就不再鲜红，就好像窒息时嘴唇发绀一样。面色发黑也是缺氧的反映。可是心功能不好的患者为什么到后来面色才变黑呢？

从中医的角度上说，青、红、黄、白、黑五色分别对应的是肝、心、脾、肺、肾五脏，面色发黑预示着肾出了问题。重病、久病之后面色会变黑，说明其他器官上的疾病长时间不愈而累及肾脏，导致肾气衰败。肾为生命的最后关口，一旦肾脏出现问题，生命安全自然无法被保障。

🔥 火力不足，长寿之方

我们都知道，没有火力，人就无法活下去，而火力过盛，人就会上火，疾病消耗、营养不足会使得人出现后天之虚。但更多的人出现的虚却是一种生理过程，从年轻到年老，火力会由实变虚，而这个虚也是人类特有的。

很多人都想改变自己的"虚"，让自己的阳气变得更旺盛一些，换句话说就是让自己的火力更壮实一些。但是中医科学院的陈小野教授却提出了这样的观点：虚、阳气不足，是人类特有的。这里的虚是人体远比其他生物高明的一种生存智慧，它可以使人的寿命延长。在低等动物中就不存在"虚"的问题，也不会犹豫阳虚而导致功能下降。

有点生活常识种过花草、粮食作物的人都知道，一年生、二年生的植物和开花植物中的单稔植物，比如竹子、龙舌兰，一生都在生长发育，直到开花结果才急剧地衰老死亡，它们的青春可以延续到生命的最后一秒；青蛙临死前都还在产卵，说明即使到了高龄，它们仍然有生育能力，一旦它们不能生育了，就会立即死亡。脊椎动物中冷血动物的生殖能力几乎不会受年龄的影响，兔子的一生都保持骨骼生长的能力，不会出现像人类一样的生长停止。

从这里我们可以看出，动植物的青春与它们的寿命是重合的，它们会在巅峰时期突然死亡，因此它们不存在"虚证"，或者说在尚未出现虚证之前就死亡了。

人的生育能力从四五十岁就开始走下坡路，女人到了50岁左右基本丧失生育能力，男人到了60岁左右也几乎是没有生育能力了。从四五十岁开始，人就会逐渐变虚，首先是不能生育，之后体力也会随之下降，步入衰老阶段，但是从那以后，人还会有很长一段寿命。

不过植物和低等动物就不存在这种衰老期，也不用经历"残喘"的过程，它们的青春会一直延续到生命停止的那一刻，不会出现虚，也不存在虚后的那段生命。

人体之所以会"虚"，实际上就是一种节约火力、延长寿命的表现，虽然整个过程似乎是在怠工，可却能节省出很大一部分的生命能量，虽然不能确保生命的质量是最好的，但至少能延长生命的长度，比其他物种更长寿。

所以，如果从这个角度上说，"虚"得没火可上也并不是什么坏事，只要尽量避免人为地让自己上火，不因无谓的消耗进入到虚的状态就可以了。

🔥 植物的种子能提升人体之阳气

种子是植物能量最高的一部分，它在为一个即将萌发的生命贮备能量，因此吃种子的确能在一定程度上为人体增加能量，补助肾阳。

在《摄生众妙方》中有一个方剂名为"五子衍宗丸"，该方由枸杞、菟丝子、五味子、覆盆子、车前子五种植物的种子组成，很多中药店都能买到。此方最早用在治疗男性肾虚精少、阳痿早泄、遗精、精冷等症，后用来扩展治疗尿频、遗尿、夜尿多、流口水以及妇女白带多，而且对某些由于肾虚导致的不孕不育也很有效。其治病原理为补充肾气，提升人体内的阳气，因为夜尿增多、白带增多、流口水从根本上说就是火力不足导致的。

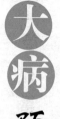

除此之外，植物种子能壮阳的理念对于脑力工作者来说也有着重要的意义。从中医理论上说，脑和肾相通，因此有"补肾就是补脑"之说。而且，大脑工作的时候消耗的能量非常大，会直接消耗肾中元气，极易导致肾气不足。此时，若能每天在早餐里加点坚果，或每天吃两个核桃、五六个杏仁，就能达到非常不错的补肾效果，进而改善脑功能、延缓衰老。

韭菜子的壮阳功效也是众人皆知的。韭菜子味辛、甘，性温，归肝经和肾经，可补益肝肾，壮阳固精，适合肝肾不足、肾阳虚衰、肾气不固而致的阳痿遗精、腰膝冷痛、小便频数、遗尿、白带过多等症。

北方人讲究"贴秋膘"，就是说秋季时要多吃些肉，为冬季储备能量，补足身体之用其。不过现在奉行吃素，对于不吃肉的人群来说，适当吃些干果也是非常不错的，如花生、核桃、榛子等，借助种子的能量度过寒冬。

对于身体瘦弱而要经常动脑的人来说，最好每天早餐时搭配一些坚果，借助种子之阳气来提升火力，因为每天长时间从事脑力工作的人对能量的需求非常大。研究表明，核桃为目前效果最肯定的能改善脑功能、延缓老年痴呆的食物。但要注意一点，山核桃的性热，易上火的人要慎食。

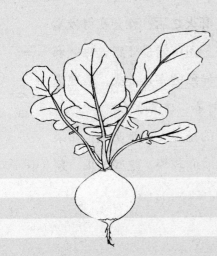

第二章 火的『生』和『去』

——衣食住行皆生火

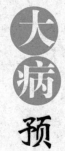

大病预防先去火

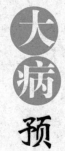 什么是上火：病理之火

通过前面章节的介绍我们不难看出，每个人的身体里都有火，没有火生命也就到了尽头，这个火就是我们平时所说的"生命之火"。一般情况下，这个火在正常范围内，一旦火超出正常范围，就会形成邪火，即病理之火，也就是我们平时所说的"上火"。

上火可以分成五种，不同的"火"诱发的症状也是不同的：

◆ 胃火

胃火通常为三个因素导致的：肝火犯胃，也就是情绪不好诱发肝火，导致胃不和，这就是为什么有的人一生气就会胃痛；热得过度诱发胃火，这种情况主要发生在夏季；吃了辛辣或湿热之品，如羊肉狗肉等，过多食用身体内会生湿热。

那要怎么判断自己是否有胃火呢？胃内实火会让人产生口臭、口干、牙龈肿痛、大便干燥、尿黄、口干、不想喝水等。一个人有胃火之后，就会经常觉得很饿。胃脘痛为胃火上升而致的症状，不能用手按，否则会加重痛感。

◆ 肝火

出现肝火的主要的原因是情志。上了肝火之后，就会变得爱生气，爱发脾气，肝火可能是不良情绪所致，还可能是外感火热之邪所致。肝火可以分为虚实两种：通常情绪导致的多是虚火，表现为头晕耳鸣、舌红少苔；实火会表现出面红耳赤、口苦咽干等。

泻肝火之前，首先要分辨出自己出现的是虚火还是实火，如果是虚火，应先清肝；如果是实火，上火的时间较短，吃些苦瓜、莲藕等清热降火之品即可。

◆肺火

肺火又叫肺热，一般是在淋雨或受风寒之后出现的。通常来说，体质越好、阳气越盛的人感染风寒之后越容易患上肺炎。人上了肺火之后最显著的症状就是咳嗽，并且咳嗽的声音很大。实火患者咳嗽的时候还会气喘，呼吸很粗，痰液黄而稠；虚火患者咳嗽时咳痰较少，痰液中可能带血丝，同时伴随着声音嘶哑、盗汗等。所以，治疗肺火的时候应当注意对症用药。

◆肾火

肾火多为肾阴虚导致的，因此没有实火，只有虚火。肾火过盛，男性就会出现遗精，女性就会容易闭经。那究竟要怎么判断自己究竟有没有肾火呢？通常情况下，肾虚火旺的时候会表现出眩晕耳鸣、失眠健忘、脱发、咽干口燥、腰部酸痛等症。

◆心火

心火主要为忧愁思虑、强烈的情绪刺激导致的。天气炎热、过食辛辣均会导致心火上升，心火中的实火患者常面色发红，常常身体发热，而且伴随着心烦、焦虑、口渴、舌苔发黄等症。

除了上述"五火"之外，人体还包括脾火和小肠火，而脾胃互为表里，脾火多和胃火同时出现，小肠火比较少见，主要症状为小便短、赤、涩、黄。

人体所生之热不是虚热就是实热，实火者多为阳气有余、邪郁化火或五志化火等导致的。起病急，病情短，主要表现为：面赤，口渴喜冷，小便黄赤，大便秘结，甚至狂躁、舌红、苔黄等。虚火者主要为精亏血少，阳虚无法制阳，虚阳上亢导致的。起病缓慢，病情较长，临床症状包括：烦热、失眠盗汗、口燥咽干、耳鸣、舌红少苔等。

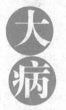

大病预防先去火

现在有很大一部分人隔三岔五出现上火症状，不是嘴上起泡，就是牙痛、流鼻血、嗓子干痛、燥热、大便干燥等。很多时候，出现上述症状我们不用去看医生，自己就能辨别是上火症状。

一般情况下，很多人虽然出现了上火症状，但却并不将其放在心上，认为这不过是个"小毛病"。实际上，上火只是中医对许多不适的一个笼统、模糊的说法，指的是某个部位产生了过多的"火"，或是理解为人体产生了"火"。上火症状不仅能出现在人的头面部位，还可能出现在身体的其他部位，比如，有的人上火时会烦躁、易怒、失眠、便秘等。

从中医的角度上说，上火和人体的阴阳失衡有关。此处提到的"阴"指的是构成身体的物质基础，正常的精、血、津液及由此构成的有形之体；"阳"指"少火"的能量，为人体之气，它可以温暖全身，维持人体整个的生命活动。

阴阳之间相互制约、相互协调，保持着一种平衡状态，这样人体才可以稳定有序，保持在健康的状态。一旦这种平衡被破坏，阴阳就会失衡，人体就会产生疾病。尤其是阳气亢盛或引起耗损到一定程度时，人体就会表现出"阳盛则热"、"阴虚发热"，进而表现出一系列上火的症状。

现代医学认为，上火主要是由于感染病原体，导致人体某些器官功能无法正常发挥而表现出的准病态，换句话说，上火的过程就是集体免疫在激烈对抗病原体过程中发生的病理性变化。如西医认为上火可能和新陈代谢、内分泌变化有关。不同的病因要通过不同的手段来治疗，如果是由于缺乏维生素导致的上火，那么就从补充维生素来着手，如果是细菌感染而致的，就要用一些抗菌消炎药。

虽然西医和中医表述是有差异的，不过都在说明着同一件事：上火是人体各器官不协调导致的，医学上将其称作应激性疾病。如果平时消耗掉大量的精力、体力，导致全身的系统处于"应激状态"，机体进入到应激状态之后，其内环境的协调、平衡、稳定就会被破坏，诱发疾病。这与中医上提到的人体阴阳失衡而致的上火有着相通之处。

🔥 上了年纪，"火"怎么大了

生活中，我们经常会发现这样的现象，上了年纪的人也很容易上火，不是说上了年纪之后火力就不如从前了吗？怎么也容易上火了？很多老年人经常出现喉咙肿痛、眼睛红肿涩痛、牙龈肿痛、口腔溃疡、舌尖糜烂等一系列上火症状，这到底是怎么回事呢？

◆老年人体质较弱

老年人正气虚弱，各种病邪易入侵体内，当病邪入侵人体，病邪滞留于体内时，人体就会郁而化火。

◆老年人易阴液亏虚

老年人容易阴液亏虚，进而阴虚火旺，导致虚火上升。老年人上火时常常是"虚火"、"实火"一并出现，这两种火互相影响，互为因果，形成恶性循环。

◆老年人特殊的饮食习惯

人上了年纪之后，味觉就会退化，食量也跟着减少，所吃的食物种类少，导致身体缺乏各种维生素、铁等营养物质。而且老年人

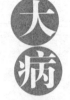

的运动量和睡眠时间都比较少，致使体内的新陈代谢速度变慢，身体中的废物逐渐积累，易化火。

而且，老年人上了年纪之后由于咀嚼功能较差，喜欢吃精细食物，导致摄入的纤维素过少，再加上老年人的肠道蠕动功能较差，腺体分泌减少，因此易上火、便秘。

通过上述介绍我们不难看出，导致老年人上火的原因很多，应当注意采用适当的方法来去火。有的老年人一察觉到自己上火就忙服去火药或吃去火食材，而多数去火药和去火食材过于苦寒，易损伤脾胃。因此，很多老年人经过一番"去火工程"之后不仅火没去成，反而腹泻、胃痛、尿量增加、怕冷、着凉感冒等。

从中医的角度上说，老年人想去火，最好选择相对温和的药物，而且要注意配伍，不能长期服药。如果老年人觉得自己有明显上火症状，可是当喝些菊花茶，等到上火症状有所好转后可在菊花茶中添加些枸杞、大枣，进而中和药性。

不过重点还是药预防上火，平时坚持一定的锻炼，进而提升体质，增强自身免疫功能和抗病能力。饮食要清淡，多吃一些新鲜的果蔬，适当吃些豆腐，不但能清火，而且容易消化。容易发生便秘的老年人不妨粗粮配细粮，既能保证营养的全面，还能促进排便，防止上火。

🔥 去除虚火，一身轻松

虚火为阴虚之火，阴虚就是指精血或津液亏损的一种病理现象，主要发生在劳损久病或热病后阴液内耗的患者身上，阴虚无法制火，过炽就会灼伤阴液，二者相互作用。

阴虚上火除了会产生燥热感，还会表现出手脚心烦热、腰膝酸软、疲倦乏力、大便溏稀、腹泻便秘交错、口舌干燥、舌红少津等。

我曾经接诊过这样一位患者，刚满 18 周岁，本应朝气蓬勃一脸生机，可她却是一脸的疲惫。她告诉我，自己晚上经常迷迷糊糊的，而且整完都会做梦，早晨 6：00 左右就醒了，由于长时间吃不好、睡不好，面部皮肤变得干燥，鼻子出气也是热乎乎的。

其实，她出现的上述症状就是虚火导致，需要滋阴降火，但是降火前应当注意调理脾胃。饮食上应当注意多样化，多吃营养丰富、易消化的食物，所选择的食物应当温而软，如温牛奶、鱼汤。还可以吃些豆制品、莲子、薏苡仁、山药等，适当吃些新鲜果蔬，做到少食多餐，每餐吃个七八分饱就可以了。

前面我们提到，阴虚会导致身体中的精血或津液亏损，津液、精血是用来滋养身体的，因此去火的同时还应当注意补血。如果身体中的血液充足，足以维持身体内各个器官功能的正常活动，气血循环就会变得顺畅，阴阳相对平衡，人就不容易上火。

除了通过食疗的方法去火之外，还可以用艾叶去火。若虚火上至头，就要想办法将上升到火下引，也就是引火下行，可以用艾叶泡脚。具体操作：取一小把艾叶放入锅中，煮水之后泡脚。也可以用纯艾叶制成清艾条 1 根，撕碎之后放到泡脚桶内，用沸水冲泡一会儿，至艾叶泡开之后兑些温水，泡脚的时候水要能没过三阴交穴（内踝上 2 寸处）。

泡至全身微微出汗即可，不宜大汗，通常连续泡上 2 ~ 3 次就可以了。泡的时候多喝些温开水，不能吃寒凉之品，同时休息得当，连续泡上几天之后你就会发现之前出现的头面部、咽喉部不适得到了缓解。

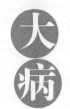

不良情绪也会导致虚火上浮，因此，不管什么时候都应当保持良好的心态，做到喜怒不形于色，才能远离虚火。

阴虚火旺，未老先衰

女人过了 35 岁，男人过了 40 岁，就会开始表现出一系列衰老的征兆。原本到了这个年纪，工作稳定了，家庭美满了，是时候享受一下，却发现自己的身体状况大不如从前，脸上也生出皱纹。

有一位朋友，是个事业型女强人。孩子已经 8 岁，但是这些年她没有在家"相夫教子"，而是奔波于自己的事业中。最近一两年她却发现自己做事不像之前那样干练了，脸上，尤其是眼角处生出皱纹来。

女人过了 35 岁，身体内各个器官的功能就会逐渐衰退，尤其是处在绝经期的女性，体内的阴阳不平衡，身体中的阴不断减少，阴阳失衡后，阳就会乘虚而入，此即为阴虚阳亢。

阳虚生外寒，阴虚生内热，阴虚体质者的身体中缺水，导致体内的阴液减少，很容易上火。阴虚者经常口鼻发干、眼干、头发干等，女性更年期烦躁也是阴虚阳亢导致的。

阴虚火旺并不是病。一般情况下，人到了 40 岁，随着身体的衰老会出现阴虚火旺，但只要保养得当、适时进补，通过滋阴的方法降体内的火气，身体就会恢复到健康的状态。人过 40 之后，出现阴虚火旺不可怕，可怕的是从二三十岁就开始出现阴虚火旺，导致他们提前进入阴虚火旺的状态的是不良的生活习惯和饮食习惯。

现在的年轻人生活压力大、生活节奏快，精力透支，再加上喜欢聚餐、喝酒、熬夜，经常吃辛辣刺激、重口味的食物。酒和辛辣燥热均为阳热之品。久而久之，身体内的自主神经功能便发生紊乱，不及时调养，就会因阴虚火旺而出现一系列症状。

压力过大，情绪长期压抑得不到释放，也会形成阴虚火旺体质。因为不良情绪得不到正常发泄就会肝气郁结，化成内火，于体内燃烧、消耗阴液。

那么熬夜为什么会导致阴虚火旺的？从中医阴阳学的角度上说，昼为阳，夜为阴，阳主动，阴主静。也就是说，白天要进行各种活动，晚上要充分休息。因此，最佳的养阴方法就是多休息，最佳的助阳方法就是多活动，刚好对应"日出而作，日落而息"的理论。经常熬夜，就会暗耗阴液，人就会上火。

女性要经历经、带、胎、产、乳五个阶段，而这些阶段均以消耗血液为主。血液属阴，也就是说女性的一生都在消耗阴血。因此很容易形成阴虚火旺体质。

阴虚火旺型人需要滋阴降火，同时还还要注意改掉自己的生活和饮食习惯，以免加重阴虚火旺。饮食调养、规律作息是最佳的防治阴虚火旺的方法。

不同的气候，同样的"火"

通常情况下，人体的阴阳处在平衡的状态，不过有的时候却会由于主客观的原因出现阴阳失衡。有些时候身体中的阳高于平均基本线，有些时候身体中的阴低于平均基线。这种中情况均为"阳多阴少"，阳气过盛，身体中的五脏六腑就会有"火气"。但是你知道吗？上火和气候是有一定关系的。

春季气候干燥，容易引起肺热上火，干燥的气候环境更易导致

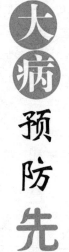

自身肺热，出现咳嗽上火等症。夏季气候变暖，天气变得炎热，人体内的水分易经排汗、呼吸散失水分，再加上天气变化无常，导致人体的新陈代谢不能维持在平衡、稳定的状态，进而上火。秋季天气渐渐转凉，人的食欲开始提升，会不由自主地想要吃一些能解馋的食物，而此类食物大都肥甘味厚，热量较高，容易导致上火。冬季时天气寒冷，人们通常会穿得很厚，每天窝在家里看电视、吃东西，活动量大大减少，并且饮食上偏好温补、辛辣之品，身体内很容易积热，不易散发出去，最终导致虚火上升。为了防止上火，应当注意不同季节有不同的应对方法：

春季时调整好自己的作息时间，避免熬夜，适当吃些败火的食物，中午时注意午休一会儿。多到户外呼吸新鲜空气，踏踏青，保持良好的心情。

夏季时喝一些能降火的汤品，如绿豆汤、银耳汤等。多吃新鲜果蔬，尽量避免吃辛辣之品，确保充足的睡眠。适量烟酒。中午时可以冲个冷水澡，不仅能冲掉身上分泌的汗液，还能为身体降温，降低上火的可能性。

秋季时注意规律生活，劳逸结合，不能太劳累，避免精神过度紧张。饮食上以防燥护阴、滋肾润肺为主。平时多喝些凉开水、蜂蜜、荸荠汁、萝卜汁等。适当吃些冬瓜、菠菜、银耳等润肺生津之品，忌食生冷，少吃葱、姜、蒜、辣椒等刺激性食物。保持平和的心态，因为情绪过激也会产生心或灼烧津液，表现出口舌干燥。

冬季寒冷干燥，而室内的环境燥热，容易让人的气管黏膜的净化作用变差，导致鼻腔、咽喉等发干，同时影响到人体新陈代谢的平衡、稳定，此时应当注意室内的温度不能太高。湿度不能太小，可以在室内安放一台加湿器；多喝水，随时为身体补充所需水分，可以喝薄荷、苦丁、菊花或金银花茶，以冷却身体里的燥热，促进体表循环。均衡摄入鱼肉蛋奶、果蔬等，少吃辛辣、油炸、油腻之物。适当吃些清凉的水果，如梨、苹果、甘蔗等。规律自己的生活规律，按时作息，确保睡眠的充足，将上火的可能性降到最低。

想去火，先认清自己的体质

我们经常会发现，虽然和家人吃一样的食物，有着几乎相同的生活方式，但是家人很少上火，自己却三天两头上火。这是怎么回事呢？实际上，这和个人的体质有着密切关系。如阴虚体质者身体中的阴阳处在"阴虚阳亢"的状态，这种体质者生下来就容易上火，因此需要滋阴补虚；阳虚体质者天生活力不足，热不上来，需要调养阳气，达到阴阳平衡的状态。

现代中医将人体分为九种体质：平和体质、气虚体质、阳虚体质、阴虚体质、特禀体质、气郁体质、血瘀体质、痰湿体质、湿热体质。

◆平和体质

平和体质者的饮食和睡眠状态良好，性格开朗，适应外界环境的能量比较强，身体呈健康状态。饮食上没有太多的禁忌，保持均衡即可。

◆气虚体质

气虚体质者通常少气懒言，语声低微，乏力疲倦，经常出虚汗，可以吃小米、香菇、红薯、鸡蛋、鲢鱼等有健脾益气之功的食物。

◆阳虚体质

阴虚体质者身体中的阳气不足，比常人更怕冷，四肢不温，唇色苍白，少气懒言；喜欢吃热食喝热饮，精神不振，睡眠较多。应适当增加壮阳食物的摄入，如羊肉、核桃、韭菜等。

◆ 阴虚体质

阴虚体质者的体形瘦长，口燥咽干，喜冷饮，手足心热，易失眠，性情急躁。这种体质的人应当注意养阴降火，多吃些能够滋补肾阴的食物，如鸭肉、百合、银耳、甘蔗、梨等。

◆ 特禀体质

特禀体质者的体质比较特殊，易对一些事物过敏。此类体质者在饮食上应当避免食用有过敏源的食物，一切可能会引发过敏的食物都是不能吃的。饮食上注意均衡、清淡。

◆ 气郁体质

气郁体质的人形体或消瘦或偏胖，面色晦暗、萎黄、多愁善感、忧郁寡欢，此类体质者可以适当吃些能行气解郁、醒脾疏肝之品，如橙子、韭菜、茴香、大蒜等。

◆ 血瘀体质

血瘀体质者的面色晦暗，皮肤干燥、粗糙，牙龈容易出血，眼内经常布满血丝，性情急躁，健忘。此种体质者要适当增加活血行气之品的摄入，如黑豆、山楂、花生等。

◆ 痰湿体质

痰湿体质者身形肥胖，面部多油多汗，面色淡黄、发暗，易疲倦，是现今常见的体质类型。此类患者饮食上要戒除肥甘厚味，经常吃味淡性甘平之食，特别是有健脾利湿、化瘀去痰之功的食物，如辣椒、山药、海参等。

◆ 湿热体质

　　湿热体质者容易长粉刺，面部、鼻尖经常油光发亮，身形偏胖或消瘦，伴随着口腔异味。此类体质者经常伴随着代办黏滞不爽、小便发黄等症，饮食上应适当增加利湿之品的摄入，如苦瓜、绿豆、薏米、鲤鱼汤。

　　去火的时候，认清不同的人的不同体质才更有针对性。去火的同时又能注意到身体的特点，才能将降火药对身体的伤害降到最低。

🔥 吃得不对，"火"气冲天

　　现代人出现的上火症状和不良的饮食有着很大的关系。食物本身就有其特定的性质，如寒性、热性，有些食物在经过炒、蒸、煎、炸等高温烹制之后，其所含水分大量蒸发、散失，导致食物的属性发生变化，食入之后发生上火。那么都有哪些食物会导致上火呢？

◆ 油炸、肥甘厚味之品

　　中国人不算是食肉民族，这主要由水土和体质来决定。欧洲人以奶类和肉类食品为主，所以欧美人比中国人穿的要少一些。因为他们从小就吃肉，火力比较壮，不怕冷。在中国有很大一部分人是吃不了冷饮的，因为吃过之后不是腹泻就是感冒，但是在欧美，小孩子抱着一大桶奶油冰激凌的场景比比皆是。国外无论什么年龄段的人群，都喜欢吃油炸食品、奶油、比萨、各种派等高糖高油脂的食物。

　　近年来，西方的文化和食物逐渐引进中国，很多中国人也爱上外国的高糖高油脂的快餐，但是过度食入之后却很难消化，容易影响正常的胃肠功能。未被消化掉的部分食物会堆积在身体之中，导致"积热上火"。

◆ 辛辣之品

大葱、辣椒、芥末、咖喱等均属于辛辣燥热之品，多吃会耗伤人体津液，导致阴虚生热，容易助长虚火，所以要少吃。

◆ 热性水果

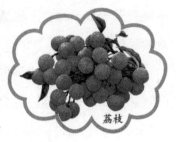

荔枝

荔枝、龙眼、榴梿等均为热性水果，过量食用，热量就会积聚在人体之中，出现上火。可能会导致消化不良、便秘、牙龈肿痛、面部痤疮、食欲下降、口腔溃疡、腹痛腹泻等症。因此，经常上火者不宜吃热性水果。

◆ 补益之品

补益之品多偏温性或热性，适合补养身体、缓解虚证。身体虚弱或先天不足者可以适当吃些补药和补品，身体健康的人不用特别进补，否则补药吃得太多会产生内热，导致上火。尤其是那些原本阴虚有热者，吃太多的补药、补品就相当于在增加"火力"，可能会导致流鼻血、牙龈出血、口干舌燥、心烦失眠、腹胀便秘等不适。

◆ 冰爽冷饮

很多人都喜欢吃冷饮，尤其是在炎热的夏季，岂不知吃太多的冷饮很容易导致身体冷热失调，身体需要消耗大量的能量来调节，结果却更加重了体内生火，进而引发一系列的不适症状。

◆ 脱水食物

脱水食物就是指通过各种手段将食物里面的水分去除的食物，如干炸鱼、干姜等。就拿姜来说，老姜比鲜姜更辣，火更大，更易导致上火。干姜在经过彻底晒干、脱水之后，吃下去会将身体中的大量水分带走，导致身体上火。干姜主要用于体寒导致的胃肠病、感冒等，但是对于正常人来说则不宜多食。

◆烧烤

一到夏季，很多人都喜欢吃烧烤，但是吃过烧烤之后却会出现嗓子干痛等上火症状。这是为什么呢？烧烤食物中添加了大量的香辛料、孜然等易上火之品，而且烧烤食物本身性质偏燥热，人吃过之后就会表现出"上火"症状。

◆饼干

饼干比较干，多吃容易上火。吃下饼干之后，胃肠黏膜中的水分会被它吸收，胃肠黏膜上的水分减少，导致上火。馒头、面包中的水分都比较少，但相对于饼干来说含一定的水分，导致上火的程度相对来说小一点。

◆酒类

多数酒类都会引起"上火"，特别是酒精含量在30％以上的酒类。酒性辛辣燥烈，会加速气血之运行，还会损伤人体的精气，过量饮酒会导致上火生痰，而且还会诱发一些湿热类病症。因此易上火者应当注意少喝或不喝酒。

五味无偏嗜，身体更健康

随着川湘菜馆在全国各地的普及，越来越多的人喜欢吃辣味食物，如麻辣烫、麻辣香锅等。一吃起来大汗淋漓，胃口大开，怎一个"爽"字了得？可是吃完之后呢？不是胃不舒服，就是口角发炎，要么舌头发红——是因为上火了。

其实很多人在饮食上都是有所偏嗜的，有人喜欢吃酸的，有人喜欢吃甜的，有人喜欢吃苦的，有人喜欢吃咸的，不过要属喜欢吃

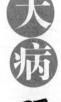
辣的人最多。虽然有偏嗜，但也应当注意五味俱全的饮食生活，确保自己的日常饮食能促进身体健康，避免上火的发生。

现代人非常喜欢看养生和烹饪节目，由此不难看出，人们在讲究吃饱的同时还比较重视吃好，吃得健康。民间流传着这样一句话"饭要吃七八分饱"，因为吃七八分饱的时候，胃肠刚好能将营养物质吸收，同时转化为身体所需的能量。可是如果吃下过多食物，胃肠只能吸收其中的部分营养，多余的营养就会变成体内的垃圾，垃圾堆积得越多，人就越容易上火。

五味，即酸、甜、苦、辣、咸。五味兼顾，为的是照顾我们的五脏六腑。五味与五脏一一对应，早在《黄帝内经》中就有记载："酸入肝，苦入心，甘入脾，辛入肺，咸入肾。"如果饮食中缺失或偏重某种味道，与之对应的脏腑就会受影响，就是说饮食上不能平衡五味的话，脏腑阴阳就会失调，人就会上火。

中医认为，苦入心，有清热解毒，泻火通便、利尿和健脾等作用，不过苦味摄入过多会导致腹泻、消化不良等症；甘入脾，吃甜味食物有补养气血、补充热量、解除肌肉疲劳、调和脾胃等作用，不但过食甜腻会导致血糖上升，甚至诱发心血管疾病；酸入肝，有健脾开胃的作用，还能提升肝脏功能，提升人体对钙、磷的吸收，过食酸味会导致胃肠道痉挛和消化功能紊乱；辛入肺，能发散、行气、活血，增加消化液的分泌，促进血液循环，过食辛味会刺激胃黏膜，易患便秘、消化道溃疡等；咸入肾，对人体津液之输布和排泄，维持人体中津液代谢平衡来说有着非常重要的作用，过食辛味会加重心肾负担。

五味为五脏阴精之物质基础，因此选择食物的时候一定要注意五味的均衡，也只有这样才有益于人体的健康。一旦五味偏嗜，就会阴阳失调，诱发上火。合理安排饮食能确保机体营养的充足和脏腑功能的正常，能提升体质。还要注意一点，体质健壮者不宜吃太多的厚味、辛辣之品；体质虚弱者可适当吃些禽类、蛋类、奶类补充身体所需。

注重饮食平衡的同时，还应当注意根据季节的变化来安排饮食。季节不同，饮食也要跟着进行调整，否则吃下去的食物寒热不能达到平衡就会上火。

经常上火的人除了要注意饮食的平衡，平时还要适当吃点"苦"。苦味食物能有效去火，比如苦瓜，可以生食，可以炒食，可以榨汁。此外，杏仁、苦菜、芹菜、芥蓝等都是不错的降火食品。

零食，孩子生内火的源头

零食是小朋友们的最爱，就连成年人，尤其是女性，都很难抵御零食的诱惑，看电影、闲暇之际，都会拿出零食吃起来。如今，零食的种类很多，口味也是多样化，很多孩子甚至因为热衷于零食而不按顿吃饭。虽然说适当地吃零食对孩子的身体不会产生影响，但经常、过量吃零食却可能会影响到孩子正常的生长发育。

很多时候，孩子对零食的热情比正餐大得多，而长辈在给家长买零食时也会很大方，孩子喜欢吃哪个就给孩子买哪个。中小学生正处在长身体的阶段，可以在正餐之余给孩子提供一定的能量和营养，适当让孩子吃些零食。如果孩子年龄很小，最好不要让他吃零食，否则养成吃零食的习惯之后，孩子就会拒绝吃饭。经常吃零食孩子可能会出现龋齿、营养不良等。

前段时间，朋友带着4岁的女儿来诊所看病，孩子一进门我就

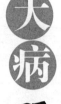

发现她又干又瘦。我问朋友孩子哪里不舒服，朋友叹了口气说道："这孩子总是不好好吃饭，而且经常上火，这不昨天家里来了客人，带了一大盒的各式各样的干果，孩子喜欢吃就多吃了点，结果从昨天晚上就开始发热。"我给孩子把了把脉，脉细弱，之后又看了看孩子的舌苔，大片舌苔都剥落了，很明显内热和食积都比较严重。我给朋友拿了些消导食积的药，让她回去之后每天给孩子吃三次，药吃完后注意日常调理。禁止孩子吃零食，多让孩子喝温开水，平时烹调以下两道膳食。

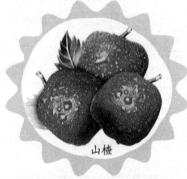

山楂

◆ 蜜饯山楂

取生山楂 500 克，蜂蜜 250 克，山楂去掉柄、核，洗净之后放到锅内，倒入适量清水煮熟，等到水收干的时候调入蜂蜜，转成小火煎 5 ~ 10 分钟，离火晾凉即可。吃饭之前让孩子吃上 3 ~ 5 颗，能提升食欲；饭后吃上 3 ~ 5 颗能助消化。

此方法适合小儿不思饮食或过饱伤食、消化不良。

◆ 山楂麦芽饮

取山楂、炒麦芽各 10 克，红糖适量。将山楂、麦芽熬汁 100 毫升，调入适量红糖可作为饮料让小儿喝。

此药膳有和胃消食、导滞之功。适合小儿消化不良症。

正常情况下，人体的消化系统会进行规律的工作，吃过一定量的食物之后会产生饱腹感，这时不会对食物再有欲望。一段时间之后会再次产生饥饿感，需要进餐。不过对于喜欢吃零食的孩子来说，他们的胃内会不断进入食物，总是不能排空。如此一来，吃正餐的时候他们就会没有食欲，吃得很少或者干脆不吃。由于正餐吃得少，所以他们很快又会产生饥饿感，再次吃零食。时间一久，体内消化系统正常的工作节奏就会被破坏，消化功能发生紊乱，进而影响其身体健康。

很多家长反映，自己的孩子根本离不开零食，有时候即使不给他买零食他也不会正常进餐，哭着闹着让你去买零食。其实很多时候之所以会出现这种情况，和家长从小给孩子养成的习惯有很大的关系。如果你的孩子从小就一日三餐正常吃，他已经吃饱了，就不会再想吃零食了。

家里人一定要团结一致，不能总是让孩子吃营养价值比较低的加工食品，如方便面、薯片、薯条等；而是应该变换花样给孩子做吃的，如鸡蛋羹、红糖饼、水果粥等，不仅美味，而且营养丰富。

给孩子买零食的时候要遵循营养、卫生的原则，给孩子吃零食的时候要遵循适时、适当、适量的原则。年龄稍微大些的孩子，家长应当给他灌输健康饮食的思想，同时教孩子选择营养均衡、全面的零食，同时指导孩子控制、安排吃零食的时间，以免零食危害孩子的身体健康。

贪食炒货，不上火才怪

很多人都喜欢吃炒货，尤其是闲暇的时候，抓上一把炒花生或是炒瓜子，一边聊天一边吃，不知不觉吐了一地的果壳。平时尚且如此，过年过节就更不用说了。喜欢吃炒货的人即使出门闲逛也不忘记抱着一袋花生瓜子边走边吃。

我们将经过晾晒、烘干、油炸等方式加工制成的植物种子统称为"炒货"，植物种子富含不饱和脂肪酸、优质蛋白、维生素、钾、磷、钙、硒等营养物质，适当食用对身体有益。不过此类食物在经过高温炒制之后，性味会变得燥热，因此不能吃太多，否则易上火。

去年过年的时候，有个朋友因感冒而来诊所看病。他的感冒并不严重，只是稍微着凉，我嘱咐他回去之后多喝水，吃些清淡的时候，晚上用生姜和花椒煮水泡脚，泡至出汗后盖好被子睡一觉。可是第二天那个朋友又来到诊所，告诉我说他发热了，早晨起来就觉得有些热，一试体温果然发热了。我又给朋友把了把脉，昨天的脉象浮紧，是风寒之象，可今天浮紧之中却透着沉滑。于是我问他昨天回去之后都吃了什么，他想了想回答道："也没吃什么，喝了一碗小米粥，吃了点炒菠菜。睡觉之前又嗑了会儿瓜子。"我皱了皱眉，想起了朋友平时贪吃的样子，问道："嗑瓜子？嗑了多少？"他想了想说："老婆买了一斤瓜子，大概嗑了一半吧。"这时我才明白，他的感冒之所以会加重，就是他嗑瓜子嗑的。

花生瓜子等炒货本来是有益健康的，但前提是适量食用。炒货在加工的过程中会脱去水分，使它变得更加香脆可口。人体代谢的过程中需要大量水分，因此吃炒货的时候如果不及时补充水分就会咽干口渴。所以喜欢吃炒货的朋友吃的时候一定要注意补充水分，否则会咽干口渴，同时注意控制炒货的摄入量，以免上火。

🔥 熬夜吃零食，当心"大火烧身"

现在的人，尤其是年轻人都喜欢熬夜，喜欢丰富的夜生活。有些人熬夜是迫于生活，为了加班工作；有些人熬夜是为了娱乐，看自己喜欢的节目；学生熬夜是为了补习、做作业……越来越多的人开始熬夜，熬夜甚至成为人们生活中不可或缺的一部分。不过从健康的角度上说，熬夜还是有很多伤害的。

从中医养生的角度上说，子时，也就是晚上 23：00 到凌晨 1：00 这段时间，此时人体的阴气最重，为人体经气"合阴"之时，利于养阴。此时最容易入睡，而且睡眠质量最好。从中医的角度上说，人体的正常生理活动和自然运动规律相应相合，阳气白天行于外，夜间蛰藏于内。不过熬夜的人通常在这个时间段比较兴奋，还未打算上床睡觉，也就无法养阴，时间一久就会阴亏阳亢，进而产生阴虚内热症状。

晚上 11：00 到凌晨 3：00 分别为胆经和肝经当令之时，为肝胆养藏的时间。此时想养好肝脏，应当注意自己的睡眠，否则肝就会得不到休养。经常熬夜，人体的作息时间久会被打乱，肝脏得不到休息，也就不能很好地排毒，引发内火，因此经常熬夜的人都很容易上火。

不少人会发现，当我们熬夜到 11：00 左右时就会觉得非常饿，此时就会很想吃东西。在这种情况下，零食成了熬夜的最佳选择。熬夜本身就会让人阴虚火旺，此时再大吃特吃各种零食，不上火才怪。而且，晚上 11：00 的时候人体内的阳气开始生发，生机已起，此时最好不要吃东西，容易伤胆。

如果胆气可以生发起来，人的身体状况就会变好；胆气变虚，脏腑功能就会变弱，生出各种疾病。所以最好不要在晚上 11：00 的时候吃零食，最好在这之前上床睡觉，如此才可以将生机养起来。

肝胆之间互为表里，如果过了子时你还没有入睡，胆气的生发就会出问题，进而导致肝之疏泄不利、肝气郁结、肝气升发不足。因此，经常熬夜的爱发怒，常常头痛头晕、目倦神疲、腰膝酸软、

第二章　火的『生』和『去』——衣食住行皆生火

035

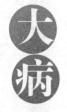

精神恍惚等。所以，经常熬夜的人一定要注意养肝。

熬夜的人尤其不要吃泡面充饥，以免上火。可以适当吃些水果、清粥小菜等，不要吃甜食，虽然甜食能补充热量，但是甜食高糖高热量，最开始可以让人兴奋，但常食会消耗人体内的 B 族维生素，还易引肥胖。

经常熬夜的人吃一些水果还是可以的，可以自己榨些果汁。不仅营养丰富、酸甜可口，还能消暑解乏，是夏季的凉品。此外，熬夜者多是做文字工作或常用电脑的人，眼睛容易疲劳，视力易下降，平时应当多吃些胡萝卜、韭菜等富含维生素 A 的食物以及富含维生素 B 的瘦肉、鱼肉、猪肝等动物性食品。

女性朋友熬夜以前最好洗洗脸，清理清理皮肤，防止粉刺或油污在熬夜之后诱发痘痘。起床之后可以用冷水和热水交替洗脸，以促进面部血液循环，补充肌肤流失的水分。

不过说实话，熬夜导致的健康损失是不容易补救的，最好的美容保健方法还是良好的睡眠。特别是连续熬夜一段时间之后生理时钟已经发生改变，想要再恢复原来的时间会很难，久而久之形成恶性循环。偶尔在迫不得已的情况下熬夜没关系，但是应当采取适当的措施将危害降到最低。

方面便，饱腹之余生起"火"

方便面和冷饮是现代人生活中不可缺少的食品。方便面就相当于现代人的"一日三餐"，人们在享受方便面带来的饱腹感时是否想到过自己的身体内可能正有一团"火"在慢慢燃烧？

方面便的种类很多，很多人都喜欢吃。它的口味多样，烹调简单，饿的时候吃上一包很解饿，而且味道被大众所接受。

方便面由小麦面粉、棕榈油、调味酱、脱水蔬菜叶等主料制成，直接放到碗里，倒上开水，泡个三五分钟就解决了一餐问题，所以很多上班族都会在家里和办公室备上几桶面，早上起床懒得做饭了泡上一袋，中午懒得下楼吃饭泡上一袋，晚上加班熬夜泡上一袋……可以说方便面解决了一天的伙食问题。

小孩子就更喜欢吃方便面了。我有个朋友在家开了小型超市，他和妻子都非常忙碌，饿了就煮一包方便面，就连孩子也跟着吃方便面。时间久了，孩子越来越瘦，自己和妻子经常大便干燥，这时他们才意识到问题的严重性。后来在我的建议下改掉了这个饮食习惯，而且注意补充新鲜果蔬。但是孩子却经常偷吃店里的方便面，正餐吃得很少，甚至不吃。

很多人在连续吃上一段时间的方便面之后发现自己皮肤干燥、长痘，常常口腔溃疡、口臭、便秘等，主要为果蔬摄入太少、营养不均衡导致的。

方便面主要是面制，而且在油炸的过程中流失了一些营养物质，所以仅仅吃方便面根本不足以提供人体对营养物质的需求。方便面是用棕榈油将已经成熟的面条硬化压成块状，而棕榈油的主要成分是饱和脂肪酸，常温下是固态，不易被氧化，为了进一步防止棕榈油氧化会添加维生素 E、盐、糖、色素、香料等，可以说方便面除了可以为人体提供热量之外，再没有其他益处了。

吃方便面的时候最好选择煮制的方法，而不是选择泡发，而且要先用热水冲一下面饼，之后再将其放入锅中煮。调料包最好不要吃，因为里面的盐分、添加剂、调料等的种类和量过多，最好不要喝泡面汤。

如果选择直接煮方便面，可以加上一些蔬菜，配上一个鸡蛋，以保持营养的均衡，满足机体需求。

各种快餐，"火"的源头

如今，在都市上班的人从早忙到晚，根本没时间考虑自己的饮食问题，每天不是在外面吃快餐就是吃些"垃圾食品"凑合了。其实，不管是"洋快餐"还是中式快餐，都存在着一定的问题，给现代都市上班族的健康埋下隐患。

中式快餐一般太过油腻，口味太重；西式快餐多甜腻、辛辣，以油炸食品为主。所以，中西快餐共同的特点就是高油脂、高盐、高糖、重调味、低纤维等。经常吃这样的食物，身体中容易沉积虚火，表现出咽喉干燥，双眼红赤，流鼻血，牙痛等。虽然上述症状还没有严重到去医院排号看医生的地步，但是真的很难受。

前段时间有个朋友来家里探望，闲聊的时候他提起了自己这些年的境况。每天的忙碌工作早已让他忘记了家常菜的味道，早餐有时吃有时不吃，中餐不是盒饭就是麦当劳，长时间的食用订餐和盒饭的日子，让他的胃饱受折磨，经常胃痛。他也知道自己应该吃点清淡的食物，但是没有办法，时间紧迫，他总不能每天中午回家吃老婆煮的饭吧，不现实。

其实像朋友这种人并不在少数，他们每天都在"因为吃饭而吃饭"。没有什么饭菜可以提起他们的食欲，他们也说不出哪个更好吃，所有的饭菜都一样。他们出现的就叫"快餐综合征"。因为长时间吃洋快餐，品种单一，营养不全，导致舌头失去敏锐的味觉，而且表现出咽痛、口臭、口腔溃疡、牙痛、腹胀、便秘、烦躁等症状。

从中医的角度上说，上述表现主要为胃肠积滞发热、肝胆不和、心脾生热导致的。因此，上班族应当重视自己的一日三餐，不能每天都"凑合"。

上班族虽然不能自己回家做饭，但是可以选择更好的饮食方式，尽量选择肉类和蔬菜类搭配，不能选择太油、太甜、口味太重的食物，还要注意细嚼慢咽，不能因为忙碌而急匆匆吃上几口就算了。每天注意摄入一定量的水果，以均衡营养。早晚餐最好在家吃，补充快餐所缺少的营养。

女人虚火旺，就喝乌鸡汤

作为女人，最关心的恐怕就是自己的容貌了。每个女人都喜欢自己拥有光洁、红润、白皙、有弹性的肌肤，希望自己身材窈窕、凹凸有致，而这一切都要以充足的气血作为基础。但是现代女性有几个能做到气血充足呢？

过去的女人只需要在家"相夫教子"就可以了，但是现在的女人除了"相夫教子"之外，还要像男人一样在工作中独当一面，再加上女人要经历经、带、产、乳四个阶段，气血的损耗可想而知了。

在这种情况下，不善于调养身体的女性就会在压力的生活下逐渐失去昔日的风采，变得面色微黄，唇、甲苍白。因此，不管是为了工作还是为了家庭，女人都要对自己好一点，懂得用正确的方法调养自己的身体。

乌鸡就是不错的选择。乌鸡又叫武山鸡、乌骨鸡，是一种杂食家养鸡。《本草通玄》中说其可："补阴退热。"《本草再新》中记载，乌鸡能平肝去风，除烦热，益肾养阴。乌鸡汤是广东省的传统名菜，也是女人补血养颜的佳肴。先为女性朋友介绍两款常见的女人补气血的乌鸡美汤。

◆ **枸杞大枣乌鸡汤**

取枸杞40克，大枣20枚，生姜2片，乌鸡1只。将乌鸡去掉毛和内脏洗净后，放到沸水内滚5分钟，捞出，用水洗净后沥干水分；枸杞放到温水中浸透，洗净，沥干水；大枣、生姜洗净，大枣去核，刮掉姜皮，切2片；瓦煲中倒入清水，先开猛火至水沸，之后放入上述材料，水再沸时转成中火煲3小时。

此药膳有补血养颜，益精明目之功。适合身体虚弱或皮肤干燥者服食。

◆ **黄芪银杏乌鸡汤**

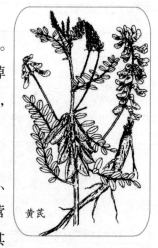

黄芪

取黄芪2克，银杏5克，乌鸡180克。将乌鸡清理干净后放到沸水内焯一下，倒掉水，将所有材料和葱、姜、料酒放到锅内，炖3小时左右，熟后调入适量盐稍煮即可。

此汤有益气补血、润发养发之功。

乌鸡的喙、眼、脚都是乌黑的，皮肤、肌肉、骨头、大部分内脏也是乌黑的，其营养价值比普通的鸡高很多。药用方面更是其他禽类无法匹及的。在防治骨质疏松、佝偻病、妇女缺铁性贫血等症都非常好的功效，为补虚、养身之佳品。

女人在经过经、带、产、乳四个失血过程之后，不及时调补，肌肤就会发生老化，使得原本娇美的容颜变得干黄。乌鸡自古以来被誉为"药鸡"，有滋补肝肾、益气补血、滋阴清热、调经活血之功。而且乌鸡的肉质细嫩，味道鲜美，药用滋补价值非常高，为女性补气血的佳选。

　　秋冬季节时，很多女性会因为寒冷而瑟缩成一团，此时是调养滋补身体之最佳时机。如果这个时候经常喝乌鸡汤，即可有效改善血液循环，去除身体内的寒气，让疾病离你而去。

阴虚内热或血热，别忘了黄花菜

　　黄花菜又叫金针菜、柠檬萱草。黄花菜的花有健胃、通乳、补血之功，哺乳期妇女乳汁分泌不足的吃黄花菜能通乳下奶；黄花菜的根有利尿、消肿的功效，能治疗浮肿，小便不利；黄花菜的叶有安神的功效，能治疗神经衰弱，心烦不眠，体虚浮肿等症状。

　　黄花菜有健脑、抗衰老之功，因为黄花菜中富含卵磷脂。这种物质为机体内的多种细胞，尤其是大脑细胞的组成成分，能增强、改善大脑功能，清除动脉内的沉积物，有效治疗注意力不集中、记忆力减退、脑动脉阻塞等症。因而被称之为"健脑菜"。

　　此外，研究表明，黄花菜可显著降低血清胆固醇含量，利于高血压患者康复，是高血压患者的保健蔬菜。黄花菜内还含有能够抑制癌细胞生长的物质，丰富的粗纤维可促进排便泄，所以能用来防治肠道癌瘤。《云南中草药》上有云，黄花菜："养血补虚，清热"。

　　去年夏天有位患者来诊所看病，她告诉我她已经失眠很长一段时间了，不但入睡困难，而且经常是彻夜难眠，常常耳鸣、口苦、心悸。我对她进行了一番诊断，发现她的脉细数，舌红少苔，是典型的阴虚内热症状。之所以会出现阴虚内热，主要是由于身体中的阴阳不平衡导致的，平时应多吃些有甘凉滋润、生津养阴之功的食品。我给她开适当的方剂，同时嘱咐她回去之后做一道金针菜炖甲

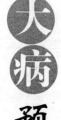

鱼，常食有助于缓解其症状。

金针菜炖甲鱼的烹调方法：甲鱼1只，猪瘦肉200克，金针菜30克，木耳10克。将甲鱼去除内脏之后清洗干净，切成块状；猪瘦肉洗净之后切成块状；金针菜洗净；木耳泡发后洗净，去掉根蒂；将上述食材一同放到炖盅内，倒入适量开水，炖盅盖好盖子，隔水炖2~3小时，调味即可。

此药膳有滋阴降火、补肾活血之功，非常适合阴虚内热或阴虚血热的女性服食。不过要注意，脾胃寒湿者不宜服此汤。

那位女士回去之后连续调养了一段时间，失眠症状消失了，自觉面色红润，浑身也有力多了。

女性由于自身的生理特点，很容易出现手足心热、盗汗、咽干、口燥等阴虚症状，进而影响到肌肤状态，导致肌肤暗淡无光。如果可以及时滋阴，不但能预防阴虚症状，还能调节已经出现的不良症状。此时经常吃黄花菜不但能预防阴虚症状，还能调节已经出现的一系列症状，进而滋润肌肤、增强皮肤韧性和弹性，让皮肤变得细嫩饱满、润滑柔软，同时消除皮肤色斑和褶皱，有非常好的美容之功。

但是提醒大家注意一点，黄花菜鲜花中含秋水仙碱，进入人体之后会由秋水仙碱转化成二氧秋水仙碱，进而发生中毒。应当将鲜黄花菜经60℃以上的高温处理或者放到冷水中浸泡，吃的时候需用沸水焯久一些，防止中毒。长时间干制也能破坏秋水仙碱。

别渴着自己，否则上火找上你

水是生命之源，是维持人体生命活动的基本物质，有输送营养物质、调节体温、溶解物质、协调新陈代谢等功效。不过要注意，不要等到口干舌燥的时候再去喝水，因为这时候已经到了深度缺水状态。人体的 70% 是由水构成的，一旦身体缺水，各个部位都会"罢工"，等到自己觉得口渴的时候再去喝水已经晚了。

正常情况下，成年人每天要喝 2000~3000 毫升水来维持人体的生理平衡，但是生活中很多人都存在饮水不足的问题。要知道，机体缺水对身体的危害是非常大的。急性缺水会导致脱水和死亡，持续不足会导致慢性疾病，进而加速人体衰老。

世界卫生组织的专家认为，人体内的水分失衡是机体衰老的重要原因，持续饮水不足会加速老年人长出皱纹和老年斑，皮肤变得干燥而粗糙，弹性下降，视物模糊，口干，便秘等。

生活中很多人都会等到自己干渴难耐的时候才去喝水。口干是身体发出的缺水信号，经常等到身体发出求救信号的时候再去喝水，身体就会经常性脱水，进而危害到身体健康。

我们的身体能直接感受到的喝水不足带来的危害有：口干舌燥、尿少便干、烦躁易怒。还有很多我们感受不到的内部伤害：体内缺水易导致毒素不能通过其他渠道排出体外，此时肝脏的压力较大，易导致肝脏疲劳运作，肝火旺盛；呼吸道缺水，唾液分泌介绍，吞咽食物发生困难，消化液分泌减少，进而诱发肠胃疾病；血液缺水，血液黏度会上升，影响血液循环，使人表现出恶心、头晕、心悸，诱发各种心脑血管疾病。

去年冬天，一对年轻的夫妇来诊所看病，那位男士告诉我，这段时间正值春节，家里天天聚会，大鱼大肉地吃，可是现在他和老婆都上火了，茶饭不思，看见鱼呀肉呀的也提不起兴趣了。我建议他俩回去之后多喝点水，可是妻子皱了皱眉头说："我们俩都不怎

么爱喝没味的白水。"

我想了想，给他们推荐了一款去火的美味汤水——马蹄甘蔗水。

具体做法：甘蔗 300 克，马蹄 200 克，大枣适量。准备好上述材料，马蹄、大枣分别洗净；甘蔗洗净之后切小块备用；将上述材料一同放到锅内熬煮 1 小时以上，之后关火盛到小碗内，晾凉即可。

马蹄甘蔗糖水能缓解干燥导致的身体不适，而且做法非常简单。马蹄甘蔗水有清热开胃、甘凉滋养之功，一般人均可食用，不过脾胃虚寒、胃腹寒疼者不宜服食。

除此之外，我还嘱咐他们回去之后先不要大鱼大肉地吃，饮料、酒类也不要喝了，饮食尽量清淡，同时配合此汤，几天之后，夫妇俩的上火症状就消失了。

经常性、持续地缺水，新陈代谢的过程就不能顺利进行，身体功能也会逐渐衰退，严重危害到身体健康。因此，平时一定要注意补充水分，防止出现脱水。

平时即使不觉得口渴也应该适当喝些水，不要在干渴的时候一次性大量喝水，否则不仅不能有效补充身体所缺失的水分，甚至会危及生命。

🔥 熬夜伤身，火气亢盛

过去的人过的是"闻鸡起舞"、"日出而作，日落而息"的生活，没有电灯电视、夜场，人们的夜生活没有那么丰富，爱学习的可能会"挑灯夜读"，但多数人都会在太阳下山之后上床睡觉。

可是现代就不同了，有些人为了工作而加班熬夜；有些人为了应酬而熬夜喝酒；有些人为了玩乐而泡吧、泡 KTV 通宵。在这种情况下，人体的阳气不断被消耗，更容易身心疲劳。

中医认为"阳气尽则卧，阴气尽则寤"意思就是说睡眠要顺应自然、调和阴阳，如此才可以满足人体的正常需求，避免由于阴阳失调而上火。

如果长时间熬夜，就会加重人体的阴气不足，易因阴虚火旺而形成虚火。长时间熬夜的人都有这样的体会：身体虚弱、精神不振，而且由于虚火而导致自身免疫力下降，很容易受感冒病毒和其他多种病原体的侵袭。而且长期熬夜还会导致"心理上火"，表现出失眠、健忘、易怒、焦虑不安等神经、精神不适。所以，生活中如果想控制好体内的火，避免其过于亢盛，规律作息时间是很有必要的。特别是对于那些已经出现了明显上火症状的人来说，如浑身乏力、头晕眼花、思维迟钝、精神不振、心悸、呼吸加速等，应当立即休息，千万不能靠浓茶和浓咖啡"硬撑"，否则长期如此，很可能会诱发神经衰弱、高血压、冠心病等。

但是很多时候我们自己也不愿意熬夜，只是遇到了特殊情况不得不熬夜。此时为了避免上火，降低熬夜对身体的伤害，我们应当采取一些措施来保护身体。

◆ 清淡饮食

饮食应当以松软稀酥、容易消化和吸收的清淡食品为主，辅食菜肴宜选择蒸、炖、煮、烧等烹调方法，晚餐尽量少吃或不吃煎炸或难消化的油腻之品。已经出现上火不适者应当忌食辛辣燥热之品，如辣椒、胡椒、浓茶、烈酒、咖啡、大葱等，防止生热助火，灼伤津液，进而加重病情。

◆ 补充水分

熬夜的过程中为了防止上火，还应当多补充水分。多喝些温

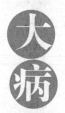

开水有助于去除身体中的燥热，还可促进排毒，若觉得温开水太过无味，可以适当加些薄荷、柠檬、柚子皮等，去火的功效还是非常不错的。

◆ 补充维生素 A

熬夜工作的人应当补充足量的维生素 A。因维生素 A 能调节视网膜感光物质——视紫红质的合成，提高熬夜工作的人对昏暗光线的适应力，进而避免视觉疲劳。

七情不稳，火气上升

七情，就是指喜、怒、哀、惧、爱、恶、欲七种情志的变化，这七种情志处于稳定的状态，人就是正常的，可一旦这七种情志处在不稳定的状态，或者由于受到某种刺激而导致情绪剧烈变化，就会影响到人体气血的正常运行。从中医的角度上说"气属阳而生热"，剧烈的情绪会引发一系列的内火：心火旺、肺火旺、胃火旺、肾火旺等。

过去的人男耕女织，日出而作，日落而息，每天的生活简单而淳朴，对于大多数人来说，吃饱穿暖、家人平安就已经是乐事了。劳动虽多，但是大脑不用过度思虑，心情情绪平稳。反观现在的人，承受着巨大的工作和生活压力，每天忙忙碌碌，为了家庭、为了升职、为了面子等奔波劳碌，全身系统都处在紧张和变化之中，导致阴阳失调，进而表现出一系列的上火症状：口舌生疮、牙龈肿痛、面色潮红等，此类上火可以被称作压力之火。

人在受到惊吓之后，情绪波动会变得非常大，也会导致上火，表现出心烦意乱、坐立不安、失眠等症。中医认为，惊恐会干扰全身的气机，而且易伤身、心、胆，进而出现虚损，诱发虚火内生，心神不宁，心悸气短，面色苍白，精神不振等症。

当欲望之火燃烧起来时，人也容易上火。现代社会调查发现，月收入两三千人的幸福感比月薪过万的人高，因为月薪过万的人的眼界、见识和月薪两三千的人不同，前者信息接收得多，欲望更高。虽然他们的薪资已经不低了，但是他们仍然不满足，欲望总是在能量前面，总要伸手去够，如此一来人就产生了欲火。

想要防治情志引起的上火，应当从调节情志着手。从中医的角度上说，豁达的心胸，从容的心态都能够让身心处在稳定而平衡的状态，进而避免发生上火。

心理压力过大，经常悲伤抑郁的人，应当学会用适当的方法发泄自己的消积情绪，有效避免情志失调而致的上火。以下几种方法都能够有效舒缓人的情绪。

◆ 放声大叫

不良情绪蓄积时，很多人都会产生想要大声喊叫的冲动，实际上，这种方法的确可以帮助你缓解不良情绪。

◆ 放声大哭

刘德华有一首歌叫"男人哭吧不是罪"，说的就是男人的压力太大，而又不能像女人一样哭哭啼啼，意在为男人争夺哭的权利，以缓解内心的压力。当我们处在极度悲伤、委屈的状态时，不用刻意地压抑自己的感情，想哭就哭出来，不仅能让心情获得轻松和平静的感觉，而且哭泣的过程中，不良情绪产生的有害物质刻意由泪液排出体外，对身体健康有保护作用。

◆ 呼吸运动

深呼吸可以有效改善心肺功能，减少紧张。为了养成深呼吸的

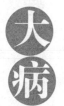

习惯，应当先以舒适的姿势坐下或躺下，潜意识中将呼吸调深、调慢，心里计算着呼吸的次数，将呼吸的次数减到平时呼吸次数的一半，之后继续做上述活动 5 分钟。感觉到头有有些晕的时候要立即停止。如果平时觉得精神紧张时，可以立即做几分钟深呼吸，能够有效缓解精神上的紧张。

◆ 记录烦恼

心中充满了烦恼和忧愁，却又不知道如何去排解的时候，可以拿出纸笔，将内心的苦闷记录下来。等到你写完苦闷之事的时候，就会发现内心的愁闷已经少了很多，原本那些让自己愁闷的事其实也没什么大不了的。

◆ 调养精神

古代养生的宗旨就是将欲望降低，做到清心寡欲，致虚极，守静笃，少思、少念、少欲、少乐、少喜等。《黄帝内经》上有云："恬淡虚无，精气从之，精神内守，病安从来。"意思就是说，心静下来了，疾病就不会找上你。现代医学研究表明，各种疾病中，70% 的疾病属身心疾病，与情绪心理有着直接关系。

不管是你通过哪种方法发泄内心的情绪，都应当注意一点：适度发泄。因为过度的发泄可能会影响到他们的正常生活甚至你自身的安危，最终仍然会给自己带来很多麻烦。所以宣泄情绪不要紧，前提是不能影响到他人。

孩子穿得多，当心捂出火

生活中，很多家长都发现自己的孩子爱上火，一段时间之后就会表现出发热、咳嗽、咽喉肿痛、便秘等症，甚至会出现肺炎、心肌炎等。

孩子，尤其是男孩儿很容易上火，很多孩子早晨起床的时候一眼的眼屎，而且又黄又硬，需要用温水软化才能弄掉，老一辈的人一看就知道孩子这是捂上火了，并且通常是肺火。中医认为，肺主皮毛，皮毛散热不畅，火就会郁在其中，因此眼屎多的孩子最好喝点冰糖梨水，不要等到肺火大了再去着急。

给孩子穿盖太多，就会使得孩子身体中的燥热上火，耗损阴气。在国外，家长经常会让孩子光着脚走路，中国的家长对此很难接受，经常会拿老一辈给孩子捂得严严实实的案例来说话。的确，过去中国的孩子穿得就很严实，晚上的被子不够厚就会在被子里打哆嗦，这主要是因为那个时候的人吃得差，一年到头都吃不到高蛋白、高脂肪的食物，身体中的火力小，不过仍然有"小伙子睡凉炕，全靠火力旺"的说法。现在的孩子从在母体的时候营养供应就充足，多数家庭就只有一个孩子，全家人更是为孩子提供了高营养的食物，在这种情况下，孩子还是很"耐冻"的。

尤其是寒冷的冬季，室内温度高达二十四五摄氏度，家长还在一个劲儿地给孩子"捂"，很容易上火。而且"捂"的时候，皮肤为了散热就会打开，给寒邪留下可乘之机。因此，冬季的室内温度也是不能过高的，如果温度过高，应当及时为孩子减衣服。

以下几种病都是"捂"出来的。

♦ **皮肤病**

有些孩子冬天居然还长痱子，这和家长对孩子的"捂"有很大关系。很多家长给孩子加衣服的速度比降温速度还快，给孩子里三层外三层地穿了一堆衣服，汗多导致汗管堵塞，皮肤透气不好，清洁不佳，易长痱子、湿疹、脓疱等。

第二章 火的『生』和『去』——衣食住行皆生火

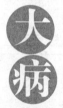

◆ 泌尿生殖系统疾病

给孩子穿太多衣服，孩子的排汗量就会增大，尿液浓缩，增加尿道口黏膜的刺激、损伤，导致外阴炎或龟头炎。外阴炎清洁不佳，感染逆行，就会导致泌尿系统感染。

◆ 肛裂、便秘、腹胀、消化不良

给孩子穿得太多，孩子的排汗量就会增大，若此时饮水量不足，大便就会秘结，导致排便困难。孩子用力排便会导致肛裂、出血，或是因为恐惧排便而拒绝排便。久而久之出现便秘，病情伴随着腹胀、食欲下降。

◆ 发热咳嗽

孩子出现发热、咳嗽等呼吸道症状之前或同时伴随着大便干燥或便秘。从中医的角度上说，肺和大肠互为表里，大肠不畅，肺热则无法排出，易出现发热、发热、呼吸道感染等症。

如果实在不能判断该给孩子穿多少才好，只要给孩子穿得和他爸爸穿的差不多就可以了。最好不要给孩子穿保暖衣，因为孩子活泼好动，活动出汗之后穿脱起来不方便，不脱捂在身上容易长痱子，脱了就会一身凉。可以用手摸摸孩子的脖子，如果光滑无汗，说明穿的刚刚合适，如果黏糊有汗，就说明你给孩子穿多了。

失眠怎么办，补阴去火睡得安

前段时间朋友来家里做客，带着刚满 18 周岁的儿子。小伙子长得非常秀气，精精瘦瘦，一双水汪汪的大眼睛，非常有神，而且面色和嘴唇都很红，看上去就像个大姑娘。

聊天的时候我突然问了小伙子一句："是不是晚上经常睡不好

啊?"小伙子惊讶地问我:"您是怎么知道的?"我笑着调侃道:"什么时候你的眼睛没这么漂亮了你就能睡好觉了。"

我之所以知道出这个小伙子失眠,主要是从他的神气、气色上来判断的,也就是中医上常说的"望诊"。

小伙子问我有没有什么方法可以调理他的失眠状态,我想了想,给他推荐了朱砂安神丸为基础的变通方,同时嘱咐朋友汤药煎好之后在热汤药里面冲个生鸡蛋黄让他一起吃。等到舌头和嘴唇没那么红的时候就不用再吃鸡蛋黄了。上方之中所用的鸡蛋黄有补阴去火之功。

人的神经有些主管亢奋,有些主管抑制,相互配合才能得当。睡觉时,主管抑制的神经作用,它的功能变差,人就会容易兴奋;睡不着,总是处在亢奋的状态,人就会被消耗,被火所伤,变得衰弱,神经递质就会被耗竭。神经递质用来传播神经信号,一旦上一级的神经递质被耗竭,则无法传递神经冲动,包括让人睡觉的信号。此时人就会失眠,火为阴虚所致,而阴虚为火烧津液导致的,久而久之,就形成了恶性循环。

阴虚者多心阴、肾阴都不足,就相当于给心神提供居住场所的地方减少了,严重不足的时候,人就会失眠后者睡觉的时候经常做梦。白天,这种人的眼睛会非常明亮、突出、有神,虽然美丽,但并不是正常的表现,而是心神外露、居无定所的表现。注意观察的人都会发现,精神分裂者通常是直勾勾地看人,一眼就能看出他们和正常人是不一样的。

对于失眠者,规律的生活方式还是很重要的,每天睡觉之前要注意不能在床上滞留的时间太久。有些人无论是看书、看报、玩游

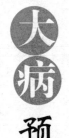

戏、看电脑都在床上，等到自己想睡的时候就会睡不着。应该上床就睡觉，这样一来，就可以在该睡觉的时候上床就能睡着，形成一种神经反射。

如果你经常躺在床上翻来覆去睡不着，可以起床做些别的活动，比如伸伸腰，看看书，听听评书，听听催眠曲等，等到有睡意的时候再上床睡觉。

🔥 久湿生热，祛湿才能防上火

很多人都有淋雨的经历，不过年轻人嘛，别说淋雨，雨中散步都是常事。淋雨之后，在意的会用干毛巾擦两下，不在意的就让湿衣服贴在身上，看着头发滴滴答答流下的雨水，还觉得凉爽惬意。

家里有老人的话，他们一定不会允许你这样做，让你脱掉湿漉漉的衣服，吹干头发，还会给你熬上一碗姜汤。女孩儿晚上洗头，老人更会唠唠叨叨让你吹干头发再去睡觉。你问他们为什么要这么做，他们也说不出个一二三，但只知道一直以来他们自己就是这么做的，他们的父母或爷爷奶奶也是这么告诉他们的。接下来就给大家解释一下老人为什么让我这么做。

吴鞠通在《湿热条辨》上提到"湿久生热，热必伤阴，古称湿火者是也"，由此可见，湿邪为导致身体上火的原因之一。处在气候潮湿之处的人常常会上火，主要是湿邪侵犯导致的。湿即身体中的水分太多，不能排除，水湿停留于体内的时间久了，就会变得黏腻，化热内蕴，湿和热并存的时候，人就会表现出上火症状，发热、咽痛、食欲下降、胸闷、脘腹痞满等，有的人还会表现出关节肿痛症状。上班族想要避免上火，首先要注意躲避湿邪。

到了夏秋季节，身体很容易出现湿热。从中医的角度上说，长夏主湿。此时，夏季的暑热还没有退去，天气多阴雨，变得潮湿，身体会受到湿、热的双重侵袭，导致脾胃受损。脾主运化水湿，脾胃虚弱的时候，水湿代谢就会出问题，导致水湿内停严重。在这种恶性循环下，体内的湿火会变得越来越大，诱发多种疾病。

那上班族要怎么判断自己的体内是否有湿呢？可以根据自身感受进行判断，每天早晨起床之后体会一下自己的感觉，如果觉得非常疲劳，没有精神，那么身体内肯定有湿邪。有的人虽然一整天待在家里，但是睡醒一觉之后仍然觉得小腿发酸、发沉，浑身懒洋洋的，不想动弹，这通常是身体中有湿热导致的。还可以感受一下自己的大便，如果大便经常排不净，不成形，也为湿邪导致的。刷牙的时候如果觉得恶心，口内黏腻，说明你的身体中有湿，之后对照着镜子看看自己的舌苔，若舌苔厚而黄腻，说明体内有湿热。出现上述情况的时候，说明身体中的湿邪已经比较严重的了，应当及时祛湿，如此才可避免上火，若你觉得症状似是而非，不容易判断，可以去咨询医师。

湿邪一旦侵袭身体，就会很难去除，首先要注意避开湿的食物和环境。因为人体内的湿热多和身体的环境有关，在潮湿阴冷的环境内，湿气容易侵袭体内。淋雨、湿发睡觉，也容易受湿邪所扰，怕湿气的热人要注意避免穿潮湿的衣服，保持室内的通风干燥。辛辣刺激之品、海鲜、油腻之品都能助痰，经常食用会削弱脾功能，导致湿热更甚。因此，上班族一定要少吃此类食物，尽量吃一些清淡的食物，多吃新鲜果蔬，以及薏米、红豆、山药等有健脾祛湿之功的食物。脾胃功能增强了，水湿自然就能被顺利代谢出去。

　　为了排出体内的湿气。上班族还要注意平时一定要抽出时间运动，因为运动可以发汗，直接驱散体内的湿气，很多湿气较重的人会觉得身体疲倦无力，不爱运动，导致体内的湿气淤积变得严重。久而久之，湿气就会侵入内脏，诱发多种疾病。想祛湿防火，一定要注意运动，将体内的湿通过汗水排出到体外。

第三章 脾胃火

——水谷精微，有火难接收

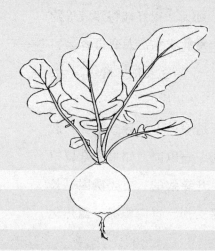

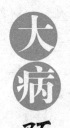

大病预防先去火

脾胃火上升，食欲下降，各种不适都袭来

🔥 预防糖尿病，先把脾火降下来

糖尿病是目前高发的疾病之一。随着人们生活水平的提高，越来越多的人受糖尿病困扰，而且糖尿病正在向低龄化发展。西医认为，糖尿病的发生是糖代谢异常所致，是由于胰岛素分泌缺陷或其生物作用受损，或两者兼有而引起的。

而从中医的角度上说，糖尿病的发生为和脾火的上升有很大关系。因为脾火上升易导致脾胃虚弱，进而脾失运化，无法很好地运送营养物质。精微物质未经利用，下趋膀胱，诱发糖尿病。

肥甘厚味，脾无法为胃行经气，内热致消的机制。从这里我们不难看出，脾火上升的确会导致脾胃虚弱，进而使得胰腺分泌不足，导致糖代谢出现障碍。《医贯·消渴论》提到："脾胃既虚，则不能敷布津液故渴。"意思就是说，脾胃虚弱，则无法很好地将津液等物质输送到全身各处，如此一来，体内就会大量缺水，人变得容易口渴，而口渴也为糖尿病患者常见的症状之一。胃主受纳，脾主运化，胃行其津液，共同完成食物的消化吸收和精微物质的输布。

那要怎么判断自己所患的糖尿病是不是脾火上升导致的呢？教给大家一个简单的判断方法：在你确诊糖尿病以前，如果经常胃口差、全身酸痛、脘腹胀闷等，多为脾火上升导致的。主要诱因是长时间吃肥甘厚味之品，导致脾之运化功能受损，胃内积滞，蕴热化燥，伤阴耗津，导致人的食量增加，饥饿感加重，最终诱发糖尿病。前面提到的胃口差、全身酸痛、脘腹胀闷等症都是脾之运化受损的表现。

既然脾火可能会引发糖尿病，那究竟该如何预防脾火上升呢？首先要做的当然就是调理脾胃，合理饮食，饮食有节，不能自己喜欢吃什么就吃什么，完全不顾脾胃的"感受"。不但要过嘴瘾，更应该注意自己身体的营养问题。饮食要有节制，不能吃得太多，导致营养过剩。很多孕妇在生产过后都出现了超重或生出巨婴的现象，有些甚至在怀孕期间患上了糖尿病，这些都和饮食有很大的关系。

患上糖尿病之后，不但要通过药物适当控制血糖，更应当注意调理自己的脾胃，辅助治疗糖尿病。否则，即使血糖能暂时降下来，糖尿病症状也还是存在，治标不治本。

思虑伤脾，过思当心脾上火

看过《红楼梦》的人都知道，林黛玉终日郁郁寡欢，思虑过度，最终抑郁而亡，可见过度思虑对人的健康是不利的。

我有个朋友是个私营企业的老板，一天到晚忙忙碌碌，几乎没有闲着的时候，我们几个开玩笑给他取了个外号"大忙人"。

今年朋友突然得了一场大病，病后无力掌管公司，就把公司交给自己的儿子掌管，他则在家静养。可是儿子才刚刚毕业没多久，他也不是很放心，三天两头去公司看看，平时还总是担心这个担心那个。长时间的思虑过度伤到了脾，导致他经常觉得没有胃口，吃不下饭。

思，是人体意识思维的一种状态，为心主神功能的一种体现。

从中医的角度上说，思与脾之间有着密切关系，因此有"思伤脾"的说法。

思为脾之志，源于脾，发于心，因此，在人思虑过度的时候就会伤及脾。思虑过度的情志表现为：神志恍惚、心不在焉等。思虑伤脾的气机是思则气结；消化系统气机郁滞不通、运化失常的时候，脾气结在肠腹内，就会表现出神疲乏力、食欲下降、皮肤枯黄、肌肉消瘦。时间久了，全身各处的组织就会缺乏营养，表现出心悸气短，导致气滞或气结。脾主运化、升清之功失职，表现出不思饮食、脘腹胀满、头晕目眩等症状。

脾属土、肝属木，而木克土。意思就是说，肝能克脾，因此可以用肝之"怒"来治脾之"思"导致的疾病。

有这样一则故事：齐王得了忧虑病，派人到宋国接名医文挚前来治病，文挚看了齐王之后，对太子说："齐王的病我能治，但是齐王病愈后肯定会杀了我。"太子说："这是为什么？"文挚说："不激怒齐王这病就治不好，激怒了齐王他肯定会杀掉我。"太子赶忙扣头恳求："如果您能治好父王的病，我和母亲拼死都不会让父王杀你的，父王相信我和母亲，先生不必顾虑。"文挚和太子约好了看病时间，连续失约3次，齐王果然被激怒，文挚终于来了，不脱鞋上床，践踩齐王的衣服问病，齐王气得不语，文挚更是用粗话刺激齐王，齐王终于按捺不住，翻身站起来大骂，果然病愈。但是齐王的怒气并未消除，想要将文挚烹杀，太子和往后赶忙请求宽恕，但是齐王不听，最终将文挚活活煮死。

脾胃功能失常、食欲不振时，可服用参苓白术散，它又补脾胃、益肺气的功效。还可以按摩脾腧穴（第11胸椎棘突下，旁开1.5寸处）和足三里穴（位于小腿外侧，犊鼻下3寸处），这两个穴位都是不错的补脾穴，经常按摩，能调理脾胃、补中益气、通经活络、疏风化湿、扶正去邪之功。

嘱咐那位朋友回去按摩加服药之外，还要注意规范自己的日常生活，尤其要懂得如何为自己宽心，不过度思虑，规律生活、调整饮食、安心养病。

四君子汤，降脾火不在话下

我小的时候，全家人围在一个桌子上吃饭，不像现在这样边聊天边吃饭，或者边抽烟边吃饭。我家的家教很严，从小，爷爷就不允许我们吃饭的时候讲话，也不允许我们吃饭的时候喝水，小的时候很不喜欢爷爷，不知道他那么做究竟是为什么。但是长大之后我才明白，爷爷只是想让我们专心吃饭，因为专心吃饭有助于脾胃消化功能的发挥，利于身体健康。

吃饭的时候说话会伤脾，导致脾胃的运化功能失常。脾将吃下的东西转化成人体可以吸收利用的精微物质，同时将吸收的水谷精微输送到肺和肾，一旦脾胃功能失常，就会表现出食欲下降，或者根本没有食欲。常常觉得困倦，浑身没劲，不想喝水，整个人看上去很没精神。

相对于老人和儿童来说，年轻人的抵抗力更强一些，不过如果上火影响到了脾的正常运化功能，我们也不能任其发展，因为脾不仅运化水谷精微，而且运化水液，也可以称之为运化水湿。人体摄入的水或液体需要通过脾的吸收、转化布散全身，进而滋养全身，同时将多余的水液输送到肺和肾，经过肺、肾的气化之后转化成汗液和尿液排出体外。

脾胃的功能对于人体来说如此重要，因此我们必须保持脾功能的正常，常用的健脾方剂是四君子汤。方剂构成：人参、白术、茯苓各9克，炙甘草6克。此方之中的人参有益气健脾之功，能恢复脾气之运化功能，缓解疲乏无力；白术有健脾之功，加强了对水谷的消化吸收输送功能；茯苓用于排除体内的水湿。此方不燥不热，施力适度。

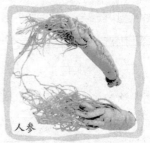

人参

除了服用四君子汤，还应当规范自己的日常生活，注意一些细节问题：该吃饭的时候吃饭，该散步的时候散步，该休息的时候休息，才能从根本上健脾。

🔥 补中益气丸，退去无名低热

补中益气丸的创始人是金元时期的名医李东垣，它是由补中益气汤衍生过来的。李东垣生活在金元战乱时期，那时候的人民生活在水深火热之中，常常饥饱无常、居无定所，没有安稳的日子，终日颠沛流离，在危机之中过活。在这种情况下，脾胃病成了发病率最高的疾病。

从中医的角度上说，火生土，一旦心受外界所扰而生病，脾胃就会受扰，这就是为什么心情抑郁、易怒的人脾胃容易生病了。心情好的时候，食欲、消化功能都会变好，脾胃自然健康。

脾胃对情绪的反应比体内气体任何器官都敏感。比如，吃饭时如果我们因为某件事情生气恼怒，就会吃不下饭，即使摆在眼前的是自己喜欢吃的食物，也会丧失兴趣。试想，如果我们的脾胃长时间处在这种状态下，肯定会受到严重的伤害。

李东垣看到处在水深火热之中的人民的脾胃之气受到了影响，就推出了补中益气汤。由此我们不难看出，平时劳心劳神的人是很适合服用补中益气丸的。

当然了，补中益气丸的功效还不仅仅是这些，在《脾胃论》中提到"气高而喘，身热而烦，其脉洪大而头痛，或渴不止，其皮肤不任风寒而生寒热。"若能理解这一点，那么很多难治之病都能通过此方治疗、治愈。这句话的意思是说，补中益气丸还可以治疗发热、心烦、口渴。

曾经有位患者来诊所看病，他当时的体温已经高达40℃，吃了很多种退烧药和消炎药，可是都快半个月了，烧就是反反复复退不下去。通过观察我发现患者有个特点，每次都会将很烫的水直接喝下去，可是他自己却不觉得烫。根据多年的临床经验，我判断这个患者出现的高热并不是身体中有热，而是虚火导致的，而且已经非常虚了。于是我给他开了附子、干姜、肉桂。这三味药的热性非常大，而且只有在患者元气衰微的时候才能用，它们的组方叫四逆汤。方名之意就是指患者的元气已经若到无法抵达手脚末端，导致肢体末端发凉，中医称其为"四肢逆冷"。终于，在这个热性极大的方剂的作用下将患者的热退了下去。

通常来说，体内发热的人都想喝冰饮，可是这位患者却想要喝烫嘴的开水，可知他并无内热，而是内寒。

我们都知道，"胃喜为补"，身体里缺什么，我们就会"馋"什么，这是一种本能。有的人喜欢吃冰激凌，说明其内热，有的人夏天还要喝热水，说明其内寒。

我还接触过这样一位患者，她从事的是设计工作，工作忙碌、压力大，人很瘦弱。她告诉我，自己每天下午两三点的时候体温都

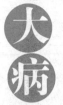

会上升至38℃左右，内心烦躁，口渴。最开始还以为只是在封闭环境中表现出的正常燥热，可却又不敢吹风，因为她非常怕冷。很多女性朋友都有这样的经历，有些甚至持续几年低热，最开始担心自己出现了什么炎症血液疾病，去医院检查之后发现各项指标都很正常，但是到了下午的时候仍然会头痛、发热，整个人在低热下变得非常疲惫。

其实这和之前提到的那个案例大同小异，都是脾虚、气虚导致的发热。这类人通常休息一段时间体温就会降低一些，越累就越容易发热，符合气虚的特点。我给她开了补中益气丸，连续吃上半年之后低热现象就消失了。

这个姑娘也喜欢喝热水，可为什么会喜欢喝热水呢？因为脾无法运化，将喝下去的水转化成身体所用，因此常常是喝水的同时觉得口渴，此即为脾气虚导致的"津不化气"，因为本质并不是热，因此并不想喝凉水。

这类人之所以会发热，主要是因为脾气虚，中期不足以到达体表，郁在里面出不去，进而表现出发热。他们的发热与感冒发热不同，并非全天发热，而是阵发性的，在活动、疲劳之后就会变得更虚，固不住了，热就会浮越在外，加重发热。

此类人还容易表现出头痛，尤其是早晨起床的时候，因为早晨为阳气刚升至时，而头为"诸阳之会"，一定要在阳气的供养下才可以耳聪目明、头脑清新。气虚者本身就虚的阳气在早晨可以供给头脑的就更少了，因此早晨起床的时候会头痛。尤其是起得猛、起得快的时候，稍微活动一下头痛就会减轻，因为阳气逐渐强大，头痛就会好转一点。不过等到下午活动多的时候，身体耗气，阳气供养又会不足，头痛就会再度袭来。

李东垣创立补中益气汤的时候就是希望它能"甘温除热"，通过补药退无名之热是此方最有价值之处。

甘温药通常指补药，而去火药多性质苦寒，虽然能去热清火，但除的都是实火，这种实热导致的发热通常是急性炎症，此类患者最显著的表现就是想喝冷水降火。

而对上述两位患者用苦寒药物，只会加重其本就虚弱的脾气，补中益气丸才是适合它们的性质甘温的补药。

🔥 养好胃，你才能不生病

《黄帝内经》里称胃为"仓廪之官"，由此不难看出胃对于人体来说有多重要。胃上火的时候，胃会泛酸，导致人食欲不振，不思饮食，久而久之人就会消瘦、脸色不好，皮肤无光泽，注意力不集中。

前段时间有位患者来诊所看病，他告诉我，自己是从湖北来到北京的，从小就喜欢吃辣椒，以前吃辣椒的时候并未觉得有什么不适，但最近一段时间却经常觉得胃部不适，没有食欲，而且总是打嗝，每次在办公室打嗝的时候都会引来一片笑声。经过一番检查，我断定他这是胃火上升导致的胃病。

他之所以会打嗝，是因为胃火盛的人除了嘴里有味之外，还存在口苦、打嗝的问题；再看他的面色，他的脸色发黄发暗，不像健康人那样面色红润，胃不好的人的面色一般都是这样的。

胃主水谷之受纳。我们摄入的食物最先进入到口腔，通过牙齿的咀嚼和舌的搅拌后经咽的吞咽，从食道进入到胃内。胃的纳不但是容纳，而且有主动摄入的意思，也被称之为"摄纳"。胃之所以可以主动摄纳，依赖的是胃气的作用，胃气主通降，让饮食下行，食则胃空，胃空即可受饮食，让人产生食欲。饮食由口而入，通过食道，容纳至胃。

一旦出现胃火，导致胃功能失常，机体日常生活所需能量不能被满足，人就会生病。胃关系着全身各处的健康，一旦胃不和，生病也就没什么稀奇的了。所以，养好胃是不生病的先决条件。

我给那位患者开了些甘凉柔润的药物调理身体，同时嘱咐他回去之后尽量少吃或不吃辣椒，因为北方和南方的气候不同，本就气候干燥，再大量吃辣椒很容易生胃火。同时注意以下几点：

通常在起床 20 ~ 30 分钟之后再吃早餐；早餐最好安排在 7：00以后吃；早餐要定时定点；早餐不宜吃寒凉之物；不能用零食代替正餐。

胃中燥热，则大便干燥

张仲景的《伤寒论》上有这样的记载："胃中燥，大便比硬"，意思就是说，胃内燥热，大便一定会变得干燥。

南方人喜欢吃辣椒，因为南方的气候潮湿，身体很容易受湿邪的侵袭，吃辣椒能够对抗身体中的湿气。而北方气候干燥，本就容易上火，再吃辣椒无异于"火上浇油"。

如今，南北人口流动很大，很多南方人都跑到北方来发展，南方的名菜也被带到了北方，川湘菜馆随处可见，人们在大口品尝着各种刺激味觉的辣味菜肴时，根本记不得它带给身体的隐患。

辣味食物比辛味食物更容易上火，辣椒是辣的，生姜是辛的，辣椒热性，而生姜温性，仅从这一点上我们就能看出，生姜的性质比辣椒要缓和，因此辣椒是胃火盛者的禁忌。

前段时间有位患者来诊所看病，男，40岁，身形偏胖，一脸的油光，他告诉我，自己患的是便秘，想让我给他开些清泻的药。我看到患者的脸上长了很多痤疮，我让他张开嘴，舌质红、舌苔黄腻，而且口中散发着异味。很明显，他这是胃火过盛引发的便秘。我问他平时是不是喜欢吃辣和油腻的食物，他惊讶地看着我："您怎么知道？"我告诉他，想要改善他的便秘症状，一定要从改善饮食着手，少吃或不吃辛辣之品，饮食尽量清淡，少油腻。之后又给他开了黄连清胃丸，配合二陈丸一起吃。连续调养一段时间后，那位患者前来复诊，他告诉我，我给他开的方不仅解决了他的便秘问题，就连脸上的痤疮也好了一大半。

有时候，胃火不一定会导致明显的便秘，但大便的味道恶臭，此时可以通过服用去火药通便，帮助身体排出糟粕。口腔中的味道也能辨别究竟是哪个脏腑上了火：口苦，通常是肝胆有火，一般在生气着急之后出现；口臭，有时候伴随着口苦，一般为胃火，是过食肥甘厚味、辛辣刺激之品等导致的。

有人听说酸奶能润肠通便，就问我："便秘了吃些酸奶行不行？"我建议你最好不要这样做，因为酸奶属发酵食品，制作的过程中会添加糖，火性偏大，可能会加重过量的胃酸，使得胃就像发酵一般产生烧灼感，而且伴随着口臭。

口臭是胃火重的典型症状，如果还伴随着胃酸、便秘的症状，几乎可以百分之百断定是胃火重，应当立即服用黄连清胃丸，慢慢地大便就会通畅，口臭也会消失。若胃酸明显，可配合服用左金丸。

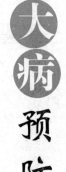

大病预防先去火

🔥 胃火来了，口臭、牙痛也来了

胃火炽盛，就会循行足阳明胃经，上一节中我们提到胃火会导致便秘，可是除了会导致便秘之外，它还会导致口臭和牙痛。

很多人在自己出现便秘之后认为自己的胃里有火，实际上，仅仅通过便秘这一个症状是不能断定就是胃火的。有胃火肯定会导致便秘，但是出现便秘症状却不一定就是胃火导致的。可是如果一个人在便秘的同时出现了牙龈肿痛，那么这个人一定是有胃火。

前段时间有个朋友来诊所看病，一进门就唉声叹气，我给她倒了杯水，喝过一口水之后，朋友就开始向我滔滔不绝地"诉苦"了。

原来，朋友前段时间失业了，好不容易在以前的同事的介绍下找了份经理助理的工作，但是这份工作真的很辛苦，压力很大，不仅要忙东忙西，有时候还要受经理的训斥。这段时间牙痛的厉害，一咬东西就会牙痛，更让她难以忍受的是口臭。每天上班的时候她都会带上一盒口香糖，没事儿的时候就吃上两颗，但是这牙痛都好几天了也不见改善，就抽空来到诊所，问我有没有什么办法治疗。

我给她开了清胃散，嘱咐她回去之后按方服药，此方剂主治胃火牙痛、口臭等症。此方之中的苦寒之品黄连是君药，能直接泻去胃火；升麻是臣药，有清热解毒之功，升而能散，能宣达郁结的伏火，有"火郁发之"的意思，和黄连配伍，泻火而无凉遏之弊，升麻得黄连，散火而无升焰之虞；胃热，阴血就会受损，用生地黄能凉血滋阴；丹皮有凉血清热之功，是辅药；当归有养血补血之功，是次要的药。诸药合用，即可有效清胃凉血。

若除了口臭还伴随着泛酸和胃灼烧，可能是肝火太盛克犯脾土，如此，患者就不能单纯地通过清泻胃火的方法解决问题了，还应当注意兼顾肝脏之火。胃、肝之火同时降下去，身体才会觉得舒坦，否则即使除去胃火，胃仍然受肝火所扰，泛酸、胃灼烧病症依旧得不到缓解。左金丸就是常用的治疗肝火犯胃、肝胃不和证的中药，能治疗呕吐吞酸、舌红苔黄、脉弦数等症。此方之中的黄连苦寒泻火，茱萸辛燥，为佐药，可降逆止呕，制酸止痛，还可制约黄连的寒凉。

有胃火的人不适合吃甜的、发酵的食物，比如甜酒、酸奶等，这类食物的热性较大，很可能会加重口臭和牙痛症状。并且，发酵后的食物有酸味，摄入会导致胃酸过多，进而胃灼烧。

有时候胃火也会口臭、牙痛，此时并非胃火导致的口臭、牙痛，多和口腔中的牙齿疾病有关，比如龋齿、残冠、残根、不良修复体、不正常解剖结构、牙龈炎、牙周炎、口腔黏膜病等。

以下因素还会导致口臭：没吃早餐。人在饥饿的时候血液里面会产生酮体，它的酸性较强，这种物质会让人在呼吸的时候散发出烂苹果味，因此，吃早餐能预防口臭；外感风热会产生压痛，此时导致的牙痛表现为牙龈红肿疼痛，遇冷痛减，遇到风、热疼痛就会更严重，或有发热、恶寒、口渴、舌红、苔白干、脉浮数等症，治疗的过程中应当以疏风清热、解毒消肿为主。

戒除大吃大喝，多吃杂粮果蔬

现代人非常喜欢聚会、聚餐，每一次的"聚"都是一次"胡吃海喝"。尤其是在饭店、饭馆聚会的时候，大鱼大肉居多，即使是炒青菜也会放不少的油。这样的饮食虽然能提升我们的味觉，但潜藏的健康隐患却是我们不得不重视的。

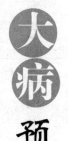

我认识一位老年人，虽然年近七十，但无论是饮食还是生活都非常有规律，不喜欢吃油腻的食物，而是喜欢吃粗茶淡饭。老人的孙子常常问她："奶奶，您过去都吃了一辈子的粗粮了，没吃够吗？"老人不说话，但却笑着点了点头。老人的面色红润，皱纹也不多，看上去就像是50多岁的模样。这和老人多年来的饮食习惯是分不开的。

老人的孙子今年20出头，几乎一天到晚不着家，奶奶虽然苦口婆心地劝他不要经常出去应酬，也不要大吃大喝，但是一个20多岁的壮小伙却认为老人太"啰唆"，觉得吃吃喝喝营养更全面。

没过多久，老人的孙子就找到我："您帮我看看吧，我的脸上突然长出了很多痤疮，用了些去痘的化妆品也没有什么效果。"我笑着说："你奶奶不是给你推荐良方了吗？是你没听劝啊！"小伙子诧异地看着我，于是我耐心地跟他讲解了一番。

小伙子经常出去和伙伴们到饭馆里大吃大喝，饭馆的饭菜多油腻，而且很多菜肴在烹调之前已经经过了油炸，导致维生素等营养物质大量流失，并且在无形之中摄入过多的油腻之品，经过炒炸的食品火性都会大一些，不适合胃火大的人吃。

年轻的小伙儿本来身体中的阳气就旺盛，再加上每天吃这些肥甘厚味、油炸制品，胃火就会更盛，进而长出痤疮。

我并没有给小伙子开方，而是对他说："回去之后你奶奶吃什么你就吃什么，推掉小伙伴们的一切应酬，新鲜的水果可以比奶奶多吃一些。"

走的时候他还是有些不情愿，但是我对他说："我们就试验一个月，这一个月你严格按照我的嘱咐实施，咱们看效果说话。"

还没到一个月，小伙子就打电话告诉我说自己脸上的痤疮真的少了很多，只是吃了这么久的清淡食物嘴里实在没味，有些馋，问我能不能吃些肉，因为他听人说患上痤疮之后不能吃发物。

很多人患认为得了痤疮之后不能吃发物，如鸡、鸭、鱼，实际上，只要你所吃的肉类没有放大量的辛辣调料，没有经过油炸，而是选择的清蒸，那么还是可以吃的，如清蒸鱼、清蒸鸡、鸡汤等。不过鸭肉性寒，如果用嫩鸭来熬汤，汤性寒凉，易伤胃气，而老鸭汤寒性就少很多了，嫩鸭通常用来做烤鸭，用火烤制，以通过烤制纠正其寒性，让其性质更加平和，或是做成盐水鸭，通过腌制矫正其寒性。

第三章　脾胃火——水谷精微，有火难接收

食养脾胃，清除胃火更健康

🔥 小米，清除胃热牙不痛

喜欢吃辛辣刺激、油腻食物以及爱喝酒的人容易上火，经常口干、口苦，也容易患牙龈肿痛。因为辛辣、油腻之品会助火生热，进而伤及津液，而胃喜润恶燥，一旦火邪袭身，胃功能就会失调，胃火循经上炎，表现出一系列的上火症状。

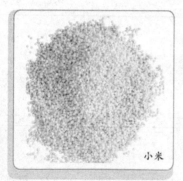

小米

很多人一上火就会想到荷叶、三黄片等清热泻火药物，实际上，即使是胃热，也仍然有虚实之分。不分青红皂白就用药不仅不能改善症状，反而对身体健康不利。

我有个朋友，平时很喜欢吃辣味食物，喝起酒来不劝还好，越劝喝得就越多，而且不爱吃蔬菜，就喜欢吃肉，用他的话说就是："一顿不吃肉就馋得慌！"我经常劝他吃些清淡的食物，少喝酒，可他就是不听，还说："我这身体不适挺棒吗？男人30岁，正当年啊！"

可就是这样的男人，几天前却一脸痛苦地走到诊所，他告诉我，自己的牙龈肿了好几天了，不能吃东西，而且发热，口中发苦，老是想喝凉的东西。我看了他的舌苔发黄，脉象滑数，断定他这是胃火太盛导致的胃部实热。我给他开了有清胃泻火之功的清胃三，同时嘱咐他回去之后少吃辛辣刺激之品，羊肉、狗肉等温热性质的食物也不要吃了，酒就更不能喝了。他问我："能不能喝冰饮啊，降降火。"我无奈地回了句："当然不行了！"因为总喝冷饮容易寒湿内蓄，时间久了就会生热。我嘱咐他回去之后注意调养脾胃，同时告诉他回去之后多喝小米粥。

◆ 小米玉米粥

具体做法：准备小米和玉米碎，将玉米和小米淘洗干净后放入锅中，倒入适量清水，将锅置于炉火上，开大火煮沸，转成小火，用汤勺搅拌一下，之后煮至米碎黏稠，调入少许冰糖即可。

此粥有开胃养胃、健胃消食之功，能防止反胃、呕吐等症。

◆ 小米南瓜粥

具体做法：小米放到清水中泡 20 分钟；南瓜蒸煮后捣成泥；泡好的小米放到高压锅内，倒入适量开水，开始熬粥，熬至粥熟后放入南瓜泥、冰糖，继续熬 3 分钟即可。

此粥有补中益气、清热解毒、健脾和胃等功效，适合气血亏损、身体虚弱、身体中有热毒者服食。

小米味甘、咸，性凉；入肾经、脾经、胃经；《本草纲目》之中有记载，小米："治反胃热痢，煮粥食，益丹田，补虚损，开肠胃。"《别录》上有

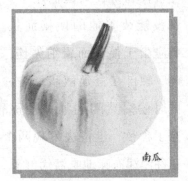

南瓜

云，小米："主养肾气，去胃脾中热，益气。"《滇南本草》上提到，小米："主滋阴，养肾气，健脾胃，暖中。"通过这些解释我们不难看出，小米的确有益胃部健康。

在过去，女人生产之后都要喝小米粥，吃红糖，以调理身体。

第三章　脾胃火——水谷精微，有火难接收

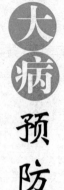

小米的营养价值很高，所含的维生素 B_1 在其他食物中位居前列；所含雌激素有滋阴养血之功，能调理虚寒体质、恢复体力丰富的维生素能预防消化不良、口角生疮；丰富的锌元素能维持性腺健康；含有碘元素能预防儿童智力低下、骨骼发育迟缓。女性多吃小米还能美容养颜，因为小米能减轻皱纹、色斑、色素沉着。

小米与绿豆、薏米、冬瓜等搭配都是不错的，尤其是绿豆小米粥，易上火的人可常食，不仅美味，而且对身体健康大有益处。

小米虽然对人体有诸多益处，但是吃小米的时候还要注意以下几点问题：气滞者忌用；素体虚寒，小便清长者少食；小米不宜与杏仁、杏子、虾皮、醋同食。

红薯，降胃火又通便

乾隆皇帝 89 岁的时候患上了老年性便秘症，太医们用了很多方法都没能改善他的便秘症状。一天，乾隆由于便秘而胃纳欠佳，心情烦闷，独自在宫廷散步，路过御膳房的时候突然闻到了一股香甜气味，来了食欲，走进去发现两个小太监

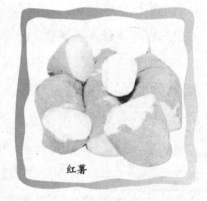

红薯

正在津津有味地吃着烤红薯，就要了两块，从那之后命御膳房每天做烤红薯或红薯粥，吃了一段时间后，便秘竟也痊愈了。《中华本草》中总结"味甘，性平。归脾、肾经，有补中和血，益气生津，宽肠胃，通便秘的功效。主治脾虚水肿，便泄，疮疡肿毒，肠燥便秘"。由此可见，红薯通便之功由来已久。

我认识一个朋友，家境很好，从小就很重视自己女儿的饮食，给她吃各种精细的食物，后来女儿读高中住校之后，一回家她就会给女儿准备各种各样的美味。但是女儿人小心大，看到身边的同学一个个身材窈窕，自己却很丰盈，心里着实不高兴，就开始背着妈妈节食。开始看到女儿越来越瘦的时候她还以为女儿是读书累的，但是后来女儿因为长时间受胃痛、胃胀、便秘的折磨而到我的诊所就医时，她才得知女儿在节食减肥。

高中的学习本就非常紧张，再加上她长期节食、喝冷饮，导致脾虚胃有虚火。本来脾运化水谷的功能就非常弱，容易积食，再加上她节食减肥，大便无物，因此很难成形。喝冷饮并不能降火，而是在对身体发出"寒邪入侵"的信号，胃就会生火对抗寒气，如此一来，胃火更盛。她舌红少苔，也能说明她有胃火。

我嘱咐女孩，回去之后不能再吃冷饮，可以适当吃些新鲜果蔬，平时吃些红薯膳食，有助于降胃火、通便，改善上述症状。

◆ 小米红薯粥

具体做法：取红薯100克，小米30克，将小米淘洗干净后倒入锅中；红薯削皮后洗净切块状，倒入盛小米的锅里，倒入适量清水，盖上锅盖，先开大火煮开，之后转成小火慢熬，熬至红薯充分软化即可。

此粥有补气、通便、润肠的功效。

◆ 红薯饼

具体做法：取红薯、面粉、蔗糖各适量；将红薯洗净后切成片，放到蒸笼内蒸熟；取出熟红薯，晾凉后去皮；之后用手将熟红薯捏成泥；在红薯泥中调入适量面粉、少许蔗糖；将红薯泥揉成软硬适度的面团；上锅，倒入适量食用油，油烧至八成热后降至微火；将拌匀后的红薯泥揪成小面团，揉圆后拍成扁圆形，把饼坯摊到锅内煎烤，红薯饼煎烤成双面金黄色就可以了。

红薯饼有和中补血，宽肠通便，提升免疫力，防癌、抗癌等功效。

红薯性平味甘，有补脾益气、宽肠通便、生津止渴等功效，适合脾气虚弱、便秘、口渴咽干等症。从中医的角度上说，甘入脾，而红薯刚好是甘味食物，有非常不错的健脾之功，脾运化功能较差者可以适当吃些红薯，对脾胃健康大有益处。

现代研究发现，红薯营养丰富，富含糖类、蛋白质、纤维素等，其所含的赖氨酸为米面中不具备的营养物质，红薯和米面混吃，即可让人体得到全面的营养补充。红薯所含的胡萝卜素可提升人体免疫力和抗癌能力。红薯里面的纤维素、果胶含量丰富，可刺激消化，促进肠道蠕动，进而促进排便。红薯香甜可口，但热量很低，而且有促进排便的作用，老年人经常吃红薯可减少便秘的发生。

虽然红薯对人体大有益处，但是吃红薯的时候还是要注意以下几点：不宜吃有黑斑的红薯，有黑斑的红薯黑斑中的病毒不易被高温破坏、杀灭，易诱发中毒，表现出发热、恶心、呕吐、腹泻等一系列中毒症状，甚至诱发死亡；不宜与柿子同食，红薯的主要成分是淀粉，吃下去之后会产生大量果酸，与柿子同食，果酸会和柿子里面的单宁、果胶发生凝聚，形成胃结石。如果吃了大量的红薯，应至少隔五个小时以上再吃柿子。若觉得胃部不适，要立即到医院做胃镜，看看是否发生胃出血、胃溃疡。红薯一定要吃熟透的，因为红薯里面的淀粉颗粒不经高温破坏是很难消化的。红薯里面含有一种氧化酶，它易在人的胃肠道内产生大量二氧化碳气体，吃红薯太多，人就会腹胀、打嗝、放屁。红薯含糖量较高，过量食用会刺激胃酸大量分泌，让人感到"烧心"，吃红薯时配点咸菜，能有效抑制胃酸。红薯的糖分较多，身体短时间内吸收不完，剩余部分会停留于肠道内发酵，导致腹部不适。湿阻脾胃、气滞食积者要慎食红薯。

🔥 山药，清除胃火胃口佳

山药又叫薯蓣、土薯、山薯蓣、怀山药、淮山、白山药，是常见的饱腹、滋补美食，早在《中华本草》上就有对它的记载。

现在的年轻人患胃病的概率很高，尤其是都市一族，因为他们终日为工作奔波忙碌，吃饭、睡眠都没有规律，而且经常是饥一顿饱一顿的。短时间内虽然对身体没什么伤害，但是时间久了，就会被胃痛、胃酸、饱胀难受、饥不欲食等困扰。

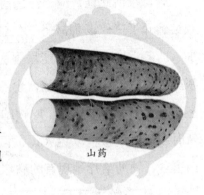

山药

我认识一个姑娘，今年 24 岁，毕业没多久的她刚进入公司就受到了领导的赏识，安排她做了部门经理，薪资待遇也不错。但是这个姑娘年纪轻轻却被胃病困扰了一年多。她告诉我，由于自己是经理，经常要和同事聚餐，出去办事还要和合作者聚餐，大吃大喝是常有的事，时间久了，就觉得胃不舒服，常常胃部隐痛，口干口苦，而且现在看到油腻的菜肴就觉得恶心。明明很饿，可就是不想吃饭，明知道饮食不规律对身体没好处，可就是没有办法让自己的饮食变得规律，因为工作的性质特殊。偶尔碰到自己喜欢吃的多吃两口就会胃胀、想吐，经常烦渴，大便不畅，时干时溏。

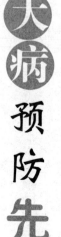

最近几天，自己经常能听到胃内有嘈杂声，精神也非常倦怠，而且会头痛，身体倦乏。她很担心时间久了会加重病情，于是急忙到诊所就诊。

了解了她的情况之后，我对她做了检查，发现她的脉象滑数，觉得除了胃热外，体内应该还有湿滞。脾胃是运化水谷的，经常饮食没有规律，脾胃功能就会变弱，无法正常运化水谷，水湿谷滞，时间久了就会化热，在脾胃中形成湿热内蓄，表现出上述胃部不适症。

想要根治此证，应当注意清热的同时利湿，利湿的同时不助热，我给她开了三仁汤加减，三仁汤有清热利湿、宣畅气机之功，而且加入的冬瓜皮、茵陈都能增强去湿功效，安脾胃。我告诉她，想要根除她的病症，必须调整饮食习惯，可以在包里准备一些饼干、面包、水果、酸奶等，到了吃饭的时间如果不能按时吃饭就吃上一些，暂时缓解饥饿感，以免太过饥饿导致暴饮暴食。同时向她推荐了山药膳食，辅助治疗她现有的病症。

◆ 山药炒木耳

具体做法：取山药200克，木耳150克，大蒜头2瓣；山药除皮后切片，放到开水中氽一下；锅中倒入适量植物油，油温烧至7成热的时候放入蒜瓣炒香；放入木耳、山药炒1分钟后，调入少许盐，翻炒均匀，起锅装盘即可。

此菜肴有清爽可口，健脾、益胃、助消化的功效。

◆ 山药薏米芡实

具体做法：取淮山药、芡实、薏米各30克；薏米、芡实洗净后备用；山药洗净后掰成小块；将上述食材一同放入锅中，倒入适量清水，盖上盖子隔水炖煮至熟即可。

此粥功效：补充气血，补肾益精，调和脾胃。

山药性平，味甘，不燥不腻，是非常好的滋补品，有健脾益胃、补肾益肾、助五脏、强筋骨、安神宁志、益寿延年的功效，适用于脾胃虚弱、倦怠无力、食欲下降、肺燥咳嗽、腰膝酸软、肥胖等症，平时多吃些山药，可以有效调理脾胃。

现代研究发现，山药中富含淀粉酶、多酚氧化酶等，可促进脾胃消化，脾胃虚弱者可多吃。山药中的营养素还可滋阴补肾，适合肾亏、尿频者食用。山药上的黏液质有润滑的作用，可养肺阴，保护胃黏膜。山药中的黏液蛋白能降血糖。老年人经常吃山药能预防心脑血管疾病。

薏仁，清热利湿健脾胃

脾火旺盛的人，本身的脾胃功能较差，所以日常生活中更要注意照顾脾胃功能，尽量吃一些容易消化的食物，以减轻脾胃负担，清降脾火。从中医的角度上说，调节胃火的时候要遵循清热、消滞的原则，饮

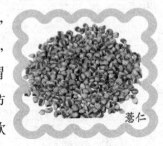

薏仁

食要有节制，不能吃太热、太甜腻的食物，多吃新鲜果蔬，以补充维生素、无机盐等，同时注意做好口腔卫生。

薏仁又叫薏苡仁、苡仁、六谷子，性凉，味甘、淡，有清热排脓、健脾利水、除痹之功，入脾经，能去脾胃之火。中医长用其治疗小便不利、水肿、脚气、脾虚泄泻，也经常将其用在肺痈、肠痈等症。

外甥女非常喜欢吃冰激凌，尤其是到了夏季，更是冰激凌不离

大病预防先去火

手，用她的话来说就是"夏季没有冰激凌，心头火热见饭愁"。可秉承着这个信念，外甥女还是"见饭愁了"。

外甥女告诉我，这一阵子她都不想吃东西，也不知道是天气热导致的还是之前吃坏了东西。而且，早上醒来的时候她还会觉得身体疲倦，就好像昨天晚上没睡好一样，有些便溏，口渴却喝不下水。我对她做了检查，发现她的舌苔黄腻，脉濡数，断定她是脾胃湿热导致的，和她吃冰激凌的习惯是脱不了干系的。

冰激凌不仅甜腻，而且冰凉，会损伤脾阴，致使脾阳虚，无法温暖胃肠，寒气由内而生。脾胃功能受损之后会出现食滞、食阻、气滞等，时间久了就会化热，再加上脾胃失运内有蕴湿，则很容易形成湿热。

我给外甥女开了泄利湿、健脾胃的药物，同时嘱咐她回去之后吃些薏仁调养身体，清除她体内的湿热，提升食欲。

接下来为大家介绍两款薏仁食谱：

◆ 薏仁菱角糊

具体做法：取薏仁 200 克，生菱角 300 克。将薏仁、去壳菱角洗净后烘干，研磨成细粉末，装瓶。取其粉末用沸水冲泡后移至小火上炖 3~5 分钟即可。

薏仁菱角糊能缓解胃中积热导致的不适，适合脾胃虚弱者食用。

◆ 金银花薏仁粥

具体做法：取金银花、薏仁各 20 克，芦根 30 克，冬瓜仁、桃仁各 10 克，粳米 100 克。将金银花、芦根、薏仁、冬瓜子仁、桃仁放到冷水中浸泡半小时，倒入适量清水煎煮 15 分钟，过滤取汁，之后和淘洗干净的粳米一同熬粥。

此粥有清热利湿、化瘀利水的功效。

黄瓜，清除胃热的好帮手

一到夏季，随处可见绿油油、水嫩嫩、顶着黄花、带着毛刺的黄瓜，咬一口清脆爽嫩，微甜汁盛。黄瓜是夏季的常见蔬菜，也是深受大众欢迎的佳蔬。

一到夏季，很多人的胃口都会变差，不想吃饭，心中烦渴。夏季天气炎热，人体很容易丢失大量水分，如果此时休息不当，很容易上火。很多人到了夏季会身体困倦，精神疲乏，口干咽干，这种烦渴很容易治愈，平时注意多吃些去火的食物就可以了，但是千万不能任其发展，否则时间久了会伤及阴液，对生活、工作产生影响。

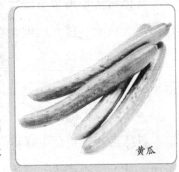

黄瓜

前段时间，一位 29 岁的女士来诊所看病，她衣着光鲜，说话干练，一看就是个商界的宠儿。她是一家公司的经理，虽然已经结婚，但还没要孩子，想要在事业上更上一层楼。从结婚到现在，她从未做过家务活，也不怎么会做饭，婆婆偶尔会给她做些饭菜，但是她的工作比较忙，很多时候下班了就和同事们聚餐，很少在家吃饭，有时候去唱歌什么回家就更晚了。每天的吃喝没有规律，再加上长期熬夜，她开始觉得身体不舒服，常常口干、咽干、烦渴，而且还会胃痛，喝点冰镇汽水就觉得有所缓解。

来诊所看病的时候，她告诉我前一天晚上和朋友出去吃的烧烤，还喝了点扎啤，早上醒来后就觉得嘴里不断地冒火，胃内嘈杂不安，有时候恶心反胃。我看了看她的舌头，有些发红，便断定她这是胃火太旺，主要是因为吃烧烤食物太多，助火生热，胃热导致了烦渴

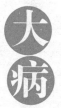

和咽干。她喜欢喝冷饮、恶心反胃，也是胃火上炎所致。胃火过盛，消烁津液，因此燥热内结，喝些冰饮可暂时缓解灼热感。我给他开了些降胃火的药，同时嘱咐她回去之后每天吃些黄瓜辅助治疗。

◆拍黄瓜

具体做法：将黄瓜洗净后拍酥、切段；香菜洗净后切成末，调入蒜泥、白醋、盐、白糖、香油、鸡精，搅拌均匀即可。

此菜肴有清热开胃、生津止渴、去烦热等作用，适合胃热而致的烦渴、口腻等症，非常适合夏季暑热时食用。

◆黄瓜鸡蛋汤

具体做法：黄瓜 150 克，鸡蛋 2 个，胡萝卜少许，盐 3 克，油 1 茶匙。黄瓜切成片状，鸡蛋打散入碗内；将切片的黄瓜再切成两段，鸡蛋搅拌好备用；锅内倒入少量油、适量清水，水沸后，倒入黄瓜片；水再沸后，倒入打散的鸡蛋；最后放几片胡萝卜点缀，调入少许盐即可。

此汤有清热解毒，生津止渴，利水消肿等功效。

黄瓜味甘，有清热止渴、利尿消肿、清火解毒等功效，适用于身热烦渴，咽喉肿痛，小便不利，风热眼疾，湿热痢疾等症的治疗。

用花瓜片敷面能舒展皱纹，防治干燥，抗衰老。经常喝酒的人应多吃黄瓜，因为黄瓜能在一定程度上预防酒精中毒。糖尿病、高血脂患者也非常适合吃黄瓜，因为黄瓜可抑制糖类代谢，降低胆固醇。

虽然黄瓜对人体有上述益处，但食用时还有一些注意事项：黄瓜是味寒凉的蔬菜，脾胃虚寒者不宜食用，否则易导致腹痛呕吐。肺寒咳嗽者也要少吃。一次不能吃太多黄瓜，否则会伤胃，黄瓜经过腌制后含盐量大增，不宜多吃，尤其是肝病、心血管病患者。

🔥 茄子，宽肠去燥除胃热

茄子性寒，有消肿宽肠、去胃肠积火的功效，而且能缓解热毒口疮、皮肤溃疡，非常适合暑热季节食用。

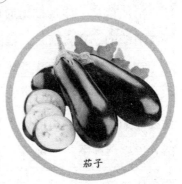

茄子

到了夏季，空气中的湿度会逐渐上升，天气从炎热转为闷热，人的食欲会慢慢下降，胃口变差，人也会由于天热而变得散漫，三餐都不愿意去准备。而且很多人还会出现一系列的上火症状，如烦躁不安、渴喜冷饮、口舌生疮、牙龈肿痛、小便色黄、大便秘结等症，这些症状统称为"夏季上火症状"。原本就被上火困扰的人更容易反复发作上述症状。

我认识一个朋友，从事的是出版行业。前段时间聚会的时候，她向我抱怨道："这一年中的忙碌工作就够让我觉得心烦了，可牙痛和便秘就像是'狗皮膏药'缠着我不放。只有一上火，就会表现出口腔溃疡、牙痛、喉咙痛并溃疡、便秘、尿黄等症。之前还出现过便血，有时多有时少，但是由于工作繁忙也就没去看医生，后来排便后会有小肉球脱出肛外，有一个月的时间，小肉球不能缩回，走路的时候就觉得肛门好像夹住了东西，非常不舒服。"

我仔细询问了一下朋友的生活和饮食习惯，得知她喜欢吃辛辣刺激、油腻的食物。而且她的工作就是每天坐在电脑前打字、校对、整理文件等，几乎没什么运动。实际上，在当今这个社会里，像朋友这样的白领女性不在少数，平时压力大、坐时多、站时少，喜欢吃辛辣油腻的食物，或者一天到晚以快餐为主，导致办公室一族出现了痔疮、便秘、消化不良等。

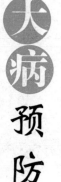

我给朋友开了几剂药，同时嘱咐他回去之后规范自己的日常生活、清淡饮食。尽量抽出时间运动，即使只是随意走动也好。平时多吃清淡的、富含膳食纤维的食物，茄子就是不错的选择。

茄子是餐桌上的常见美食，烹调的方法有很多，如煎、炒、烹、炸、蒸、煮等，做法简单，而且有清热去火之功。不过如果你是想通过吃茄子来清除暑热而致的火，最好不要选择油炸、炒等烹调方法，可以选择清蒸、炖等。常见的夏季茄子菜肴有凉拌茄泥、红烧茄子。

◆ 凉拌茄泥

去长茄子 4 个，红椒和青椒各 1 个，酱油、香油、蒜、盐各适量。将茄子洗净后去蒂，对半切开，之后放到蒸锅内蒸熟；青红椒洗净后分别切成碎末，蒜捣成蒜蓉；取一个干净的小碗，倒入酱油、香油、盐调和成汁；茄子蒸好之后晾凉、撕碎；锅内倒入蒜蓉煸香之后关火，放到蒸好的茄子和调好的酱汁，搅拌均匀即可。

此膳食有去火消暑，调中止痢的功效。

◆ 鲇鱼炖茄子

茄子去蒂后洗净、去皮，用手撕成条；香菜洗净后切成段；五花肉洗净后切成片；将鲇鱼清理干净后放到沸水内略烫，捞出，放到冷水内浸凉，取出，用筷子刮掉表面黏液。大鲇鱼改切成 6～7 厘米的段状，小个整条就可以了；锅中倒入少量油，放入茄条煸炒变软，倒入碗中备用；锅中放汤，烧沸后撇掉上面的浮沫，所有材料放入锅中调入盐、料酒，开小火炖 20 分钟左右，挑出五花肉；将食材盛入碗内，碗内调入醋，味精，胡椒粉，点香油、撒上香菜即可。

此膳食功效为：补中气、滋阴、开胃、利小便、清热止血、消肿止痛等。

《滇南本草》记载着，茄子能散血、消肿、宽肠。因此，大便秘结、痔疮出血、湿热黄疸的患者可以通过吃茄子来缓解病情，可选择紫茄和大米一同熬煮成茄子粥来吃，效果是非常不错的。

现代研究表明，茄子中富含维生素P，它能够保证血管壁弹性与生理功能，避免其硬化、分裂，经常吃茄子能防治高血压、冠心病。此外，茄子中含龙葵碱，可以抑制消化系统肿瘤，防治胃癌。

中医认为，茄子属寒凉性质之品，夏季食用油清热解暑之功，非常适合长痱子、生疮疖者，消化不良、易腹泻者不宜多吃。

蘑菇，降胃热又消食

蘑菇是常见的餐桌菜肴，肉质鲜嫩，有着独特的口感，被誉为"植物肉"，是古人所说的"山珍"之一，也是现代人饮食中必不可少的养生保健之品。

现代人生活忙碌、压力大、工作紧张，很容易食欲不振，尤其是脾虚胃热，更是

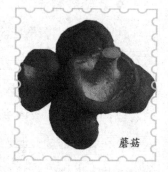

蘑菇

三不五时地找上来。脾胃运化水谷的功能变弱，身体中的气血化生不足，再加上胃内有火，人就会易饥饱，长期如此，很容易影响人的情绪，让人变得暴躁易怒，此时吃些蘑菇有助于提升食欲。

前段时间，女儿的同学来家里做客，我发现这个孩子吃得非常少，就开玩笑说："怎么吃这么少啊，减肥呢吧？"谁知那个姑娘听我这么一说，叹了口气说道："从读高中开始，我就对饭没了兴趣。"

后来仔细询问我才得知，这个姑娘食欲不振好几年了，总是觉得吃什么都没有味道，而且经常口内发苦，只有吃酸辣食物才觉得

第二章 脾胃火——水谷精微，有火难接收

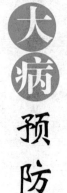

有点味儿。进食后能立刻感觉到饱，常常口干舌燥，之后会肚子胀、不舒服，而且还有口臭。她告诉我，她从小胃就不好，吃饭的时候常常觉得腹胀，为了养好胃，她没少吃药，但就是没有什么效果，到医院检查，确诊为浅表性胃炎。她还说，自己多数时候都是想吃什么就吃什么，想什么时候吃就什么时候吃，因为食欲并不是在规定的吃饭时间才有。

我告诉她，以后不管自己饿不饿，都要按时吃饭，而且尽量避免吃酸辣等刺激性较强的食物，因为这类食物虽然能暂时刺激味觉和提升食欲，但是时间久了会加重胃火，不能改善食欲。我给它推荐了两款蘑菇膳食，嘱咐她回去之后常吃。

◆ 蘑菇炒香干

具体做法：将猪里脊肉洗净后切成细丝，放入干净的容器中，调入适量盐、料酒、白胡椒粉搅拌均匀；香干切成细丝；蘑菇洗净后掰成小朵，放到开水中烫一下，捞出，沥干水分；将锅置于火上，倒入适量植物油，放入葱白和姜丝爆香，之后放入肉丝滑散，再放入香干和蘑菇翻炒；调入少许盐，淋入高汤或水煮沸，转成中火煮3分钟，开大火稍微收汁，撒上葱段拌匀即可。

此菜肴有养胃化痰、健脾理气、清热润燥之功，适合脾胃虚弱、胃热食少、食欲不振等症。

◆ 蘑菇瘦肉汤

具体做法：鲜蘑、猪瘦肉各200克，蘑菇洗净之后切块，瘦肉洗净后放到干净的容器内，用盐、油、生粉拌匀；将锅置于火上，倒入适量植物油，油热后，放入蘑菇进行翻炒，倒入适量清水煮沸，之后放入肉片搅匀，肉变色后，放盐调味即可。

此汤有滋阴润燥健胃补脾的功效，能提升食欲，助消化。

蘑菇性凉、味甘，有健脾开胃、化痰理气、润肠通便之功，能治疗气虚乏力、食欲下降、身懒体倦、咳嗽气逆等症。

现代研究发现，蘑菇中富含蛋白质、脂肪、糖类、粗纤维、多种维生素、矿物质、多种氨基酸。蘑菇里面的有效成分有镇痛之功，甚至能代替吗啡作为镇痛剂。此外，蘑菇还有化痰止咳之功，蘑菇里面的粗纤维能促进肠道蠕动，保持肠道里面的水分平衡，加速身体代谢出不需要的糖分、胆固醇，能治疗便秘、肠癌、动脉硬化、糖尿病等症。蘑菇提取物能降血压，抑制多种病菌。蘑菇非常适合久病体弱、老年人、儿童食用，其养生保健之功首屈一指。

最后提醒大家注意一点，蘑菇性滑，泄泻者要慎食，还要注意辨别蘑菇的品种，以免发生中毒。

🔥 山楂，消食化积降胃火

山楂，又叫山里红，山里果，蔷薇科山楂属，味微酸涩，可生吃，也可制果脯，其干品能入药，为药食两用之品。很多老年人都喜欢在家里备上几块山楂糖，吃饭不香、没有食欲的时候就吃上两块，能提升食欲。

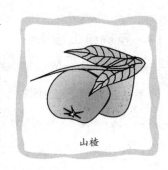

山楂

只要我们吃东西，胃就会运转，如果暴饮暴食、饥一顿饱一顿，或者胃功能不好，就会导致进食后无法消化，久而久之形成积食。积食时间久了会化热生火，表现出食欲下降、厌食、口臭、腹胀、睡眠不安、手心脚心烦热等症；还有的人会消谷善饥、大便溏泄等，胃火上炎还会导致呕血、血压上升等，想根除此情况，应当注意消食化积、清除胃火，山楂是不二的选择。

有位老同学的女儿，今年 28 岁，从事的是各种证书的培训招生工作，每天都很忙，很大一部分人都会选择午休的时间或晚上下班的时间过去咨询、报名。在这种情况下，她是不能出去吃饭的，只能在办公室等着报名者到来，有时候一等就过了午饭或晚饭的时间，长期的饮食不规律使她患上了胃病。一开始她偶尔胃痛，后来只要稍微吃些东西就会饱，多吃一点就会胃胀，若是晚上吃就会无法入睡，手心脚心发热，心情烦躁。胃药没少吃，可都是只能顶得了一时。

后来在老同学的带领下来到诊所，我见她舌红苔黄，脉象弦数，断定她的胃火比较严重，而且有食积，想要改善这种情况，应当注意消食化积、去火清热，于是给她推荐了山楂食疗法，同时告诉她千万不能总是饥一顿饱一顿的，身边带些零食，到了吃饭点就吃上一些。

◆藕粉山楂糕

具体做法：取山楂 500 克，糖 100 克，20 克。山楂洗净后切成两半，去掉底部、挖掉核，放入锅内，倒入适量清水，开大火烧沸后转成小火继续煮 20 分钟至山楂软烂，水分收紧；等到山楂晾凉后，放到搅拌机中搅打成山楂果泥，将山楂果泥倒入锅内，调入 100 克白糖，开小慢慢搅拌，至果泥变得黏稠冒泡；藕粉用 20 毫升凉开水溶化，之后倒入锅内，开小火搅拌至黏稠，之后趁热倒入容器中，冷却后切块即可。

藕粉山楂糕有健胃消食、促进食欲，开胃，降血脂等功效。

◆桂花酸梅汤

具体做法：取乌梅、甘草、山楂各 20 克，陈皮、洛神花各 10

克，将上述材料冲洗干净，之后全部放到一次性调料包袋内，放入锅中，倒入适量清水，开大火烧沸后转成小火继续煲 30～40 分钟，晾温，挑出调料包，调入适量桂花，搅拌均匀即可。

此汤有生津止渴、去燥安神、降低血脂、排毒养颜、生津止渴、开胃、治疗消化不良的功效。

饮食不节势必会伤胃，胃的消化功能下降，胃内就易积食，时间久了就会生热，胃火变大。山楂性微温，味甘酸，有开胃消食、化滞消积、行气化痰、活血散瘀等功效，可治疗积食、腹痛腹胀、痰饮、泄泻等症。平时做肉食的时候如果肉质较老，不容易煮烂，可以加几个山楂同煮，肉即可迅速软烂，由此也能看出山楂的消积作用非常好。

现代研究表明，山楂中富含糖类、蛋白质、脂肪、维生素、胡萝卜素、苹果酸、钙、铁等物质，有降血脂、降血压、抗心律不齐等功效。山楂里面的黄酮类化合物能抗癌，因此癌症患者可适当吃些山楂。过食肉类或腹胀者可以吃些山楂或山楂制品消食健胃。老年人适当吃些山楂能抗衰老，提升自身免疫力。

山楂虽好，但是食用过程中有一些注意事项要提醒大家：山楂不宜和猪肝同食，山楂里面富含维生素 C，猪肝内含铜、铁、锌等金属微量元素，二者同食会加速维生素 C 氧化，降低其营养价值；山楂不宜和含维生素 C 分解酶的果蔬同食，黄瓜、南瓜、胡萝卜等果蔬中都含维生素 C 分解酶，和山楂同食，会破坏分解山楂中的维生素 C，降低其营养价值；山楂不宜和海产品同食，海产品中含有丰富的钙、铁、碳、碘等矿物质和蛋白质，而山楂中含鞣酸，和海产品同食会合成鞣酸蛋白，它会导致便秘，诱发恶心、呕吐、腹痛等症；山楂和维生素 K_3 相克，维生素 K_3 是止血药，山楂是活血药，

第三章　脾胃火——水谷精微，有火难接收

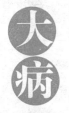

其所含的维生素 C 不利于维生素 K_3 发挥其止血效用；处在换牙期的儿童不宜吃太多山楂，否则会损伤牙齿，不利于儿童的牙齿健康；山楂能促进妇女子宫收缩，孕妇过食山楂会导致流产，因此不宜多吃。

西瓜，味甜多汁又消暑

一到夏季，暑热袭来，很多人都在这场与暑热的"对抗战"中变得精神低迷、懒言少语、不愿意动，甚至有人因此而头晕目眩、中暑、牙龈肿痛、口舌生疮等，情绪似乎也随着温度的上升而变得暴躁。

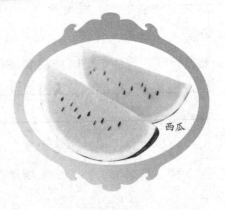

西瓜

持续高温下，很多人挥汗如雨，而从中医的角度上说，出汗过多会伤心阴，耗心阳，而且温度高很难让人睡得安稳。如此一来，机体的抵抗力就会降低，新陈代谢却处在最旺盛的状态，稍不留神疾病就会找上你。所以，炎热的夏季更应该注意呵护好自己的身体。

夏季是西瓜成熟的季节，而且这时候的西瓜还是消暑的佳品，治热病的良药。西瓜性寒，味甘，归心经、胃经、膀胱经，可以引心包之热由小肠、膀胱下泻。

去年夏天，有个朋友来诊所找我，她告诉我，自己前几天去哈尔滨出了趟差，坐火车大概要二十三四个小时，平时都是买卧铺票，但是正赶上大学生放假，所以只订到了坐票，也就硬着头皮去了，哪知道回来之后茶不思饭不想，还出现了口腔溃疡、牙龈肿痛、便秘,问我能不能给她开个方子调理一下。

我想了想对她说:"回去之后多喝点凉白开,多吃点西瓜就行了。"朋友听到我开的这个"方"有些诧异,我笑着对她说:"你先回去试试,不管用再打电话给我。"三天之后朋友打电话告诉我说:"你的这个方法还真管用,我的上火症状已经消失了。"

西瓜果肉有清热解暑、解烦渴、利小便的功效,能治疗一切热证、暑热烦渴、小便不利、咽喉疼痛等症。

中暑是夏季的常见症状,特别是体虚者,非常容易受暑湿困扰,表现出嗓子痛、口渴、头沉、浑身没劲、发酸等上火症状。此时不要立即去火,应当先认清自己究竟是上火还是中暑,先兆中暑也会出现上述症状。

确定自己可能是中暑之后,可以将西瓜打成汁后调些盐,直接饮用。西瓜甜美多汁,深受大众欢迎,不过西瓜皮的去火功效比瓜肉强。有一味中药叫"西瓜翠衣",它用西瓜的青皮晒干而成,不过绝大多数的人是不会吃西瓜皮的,吃过红色的瓜瓤之后直接将其丢弃,岂不知浪费掉了大量的降暑药材。

可以用西瓜翠衣来熬茶:取西瓜皮和冰糖各适量,先将西瓜皮外部的翠衣切下洗净,放到锅中,倒入适量开水,煮沸之后转成小火继续煮 10 分钟,调入少量冰糖,冷却后盛出即可。

西瓜翠衣性味甘凉,入脾经和胃经,有清热解暑、利小便、止渴等功效,用其煎汁代茶,能治疗暑热烦渴、水肿、口舌生疮、中暑,以及秋冬季节气候干燥而致的咽喉干痛、烦渴不止等症。并且西瓜翠衣还能消除水肿,由于湿热而导致身体中积水过多者可通过西瓜翠衣利水消暑。

不过吃西瓜的时候有几点禁忌还是需要大家注意一下:中医认

为，过量吃西瓜会导致脾胃虚寒、寒积腹痛、尿频、小便量多，慢性肠炎、胃炎、十二指肠溃疡等属虚冷体质者不宜多吃西瓜，正常健康人也不能一次吃太多的西瓜，因为西瓜含水量高，水会冲淡胃液，诱发消化不良或腹泻。

变质的西瓜不能吃，易引起胃肠病而下痢；西瓜种含有葡萄糖、蔗糖和果糖，含糖量是5%，就是说吃西瓜之后血糖会上升；肾功能不全者慎吃西瓜，因为此类患者的排水功能较低，经常会下肢或全身水肿，吃太多西瓜会由于摄入过多水分无法及时排出而导致水分潴留于体内，血容量上升，加重症状；感冒初期不宜吃西瓜，因为感冒属表证，而西瓜能清里热，表证未解前吃西瓜会加重感冒。产妇的体质较弱，过量食用西瓜会由于过寒而伤及脾胃。

🔥 莲藕，清除胃热滋补养心

秋季是人所共知的"燥季"，很多人到了秋季都会觉得浑身不舒服：皮肤燥痒、口唇干裂、大便干结等，秋季阴长阳消，养生应当以滋阴为主，此时吃些能养阴清热、润燥止渴的食物对身体大有益处。

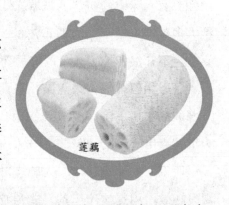
莲藕

莲藕是秋季成熟上市的蔬菜之一，微甜而脆，可生食也可煮食，为常见的餐桌菜肴，也是药用价值非常高的植物，其根、叶、花须、果实都能滋补入药。制成的藕粉可消食止泻，开胃清热，滋补养性，预防内出血。现代研究表明，藕中富含维生素C和矿物质，有益心脏，可促进新陈代谢、防止皮肤粗糙。

从中医的角度上说，生藕性寒，干凉入胃，能消瘀凉血、清烦热、止呕渴，适合烦渴、醉酒、咯血、吐血等症。熟藕其性从寒转温，有滋阴补心、健脾开胃、益气养血之功，是良好的食补佳品。给大家介绍一道江南名小吃——桂花糯米藕。

具体做法：将藕洗净之后切掉一端的藕节，让藕孔露出，之后将孔内的泥沙洗净，沥干水分；冰糖砸碎后备用；糯米淘洗干净后沥干水分，从藕的切开处将糯米灌进去，用竹筷子把末端塞紧，之后在切开的地方将切下的藕节合上，用小竹扦扎紧，以免漏米；用一沙锅或铜锅，先放入灌好米的藕，之后放清水，至水没过藕，开大火上烧沸后转成小火煮制，等到藕煮至五成热的时候调入少量碱，继续煮至藕变红时取出晾凉；用一扣碗垫放网油一块，将藕削掉外皮，切掉两头，切成1.5厘米厚的圆饼扣到碗中，调入白糖、冰糖、桂花糖，盖上网油，上笼蒸至冰糖完全溶化即可，去掉网油渣、桂花渣，翻扣盘内，之后去掉面上的网油渣即可。

此菜肴有补中益气，健脾养胃，止虚汗，补益气血，增强人体免疫力之功。

藕不管是生吃还是熟吃都非常美味，不过介于生熟吃的性味不同，所以功效也是有差异的。熟藕的滋补功效更好一些，生藕的清热去火功效更好一些。《圣济总录》之中记载的姜藕饮，取的就是藕的清热生津之功，原方为：藕90克，生姜10克，捣烂，绞取汁液，一日分3次服用，此方适合胃热而胃气不和，恶心呕吐，口渴口干等症。

吃藕的时候我们经常会将藕节去掉，实际上，藕节和藕的性味、功用大体相同，但更侧重于止血。从中医的角度上说，藕节味甘、

第三章 脾胃火——水谷精微，有火难接收

涩，性平，药用能缩短出血时间，有止血散瘀之功，能治疗各种出血，如吐血、咯血、尿血、便血、子宫出血等症。《本草从新》中记载着藕节可以"解热毒，消瘀血，疗产后血闷"。民间也有将六七个藕节捣碎后调适量红糖煎服用来止血的说法，疗效非常好。

虽然莲藕有这诸多益处，但是其性质偏凉，通常产后 1～2 周后再吃最佳。此外，脾胃功能较差，大便溏泄者均不宜吃生藕，可以适当吃些熟藕，因为熟藕有养胃滋阴、健脾益气的功效。

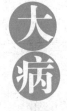 甘蔗，清除胃热健脾开胃

到了冬季，万物已凋零殆尽，只剩下零星的几棵枯树，偶尔一场大雪覆盖了冬小麦，寒风阵阵袭来，路人瑟缩。在这种情况下，多数人选择窝在家里大吃大喝，临近春节时这种现象会更加明显。

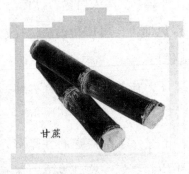

甘蔗

在大鱼大肉和辛辣酒水过后，积食就会成火，侵犯我们的脾胃，表现出胃肠灼热、疼痛或便秘、心胸烦热等脾胃不适症状。这种火气就是大吃大喝的结果。所以，因食而起的火可通过食物将其消除，甘蔗就是清除此火的滋养佳品。

《山清家供》中记载有一道关于甘蔗的药膳——甘蔗莱菔汤。取甘蔗 200 克，鲜萝卜 150 克。切碎，放入锅中，倒入适量清水煮至萝卜烂熟，去渣取汁，随量服用。书中有载"蔗能化酒、芦菔能化食也。"二者同用，即可清热除烦、解酒毒、化食下气。适合酒食过度，烦热面赤，呕逆少食的患者服食。

我们平时吃甘蔗一般都是直接生吃或者榨汁，其实甘蔗和其他食材搭配食用，不仅能养生保健，还能防病治病。如甘蔗、白萝卜、百合一同榨汁，常饮能辅助治疗气管炎、肺结核等症；甘蔗、牛肉同食，用甘蔗汁和牛肉制成做成甘蔗牛肉丸，味道甜而不腻，嫩而味香，同时富含蛋白质、脂肪、钙、磷、铁、烟酸、维生素 E 等营养素；甘蔗、山药同食，咳嗽有痰者，可将山药碾成泥取半碗，甘蔗榨汁取半碗，二者调和均匀后隔水蒸熟，对身体大有益处。

甘蔗的含糖量非常高，达 18%～20%，为食糖的主要原料。现代医学研究发现，甘蔗中含有蔗糖、果糖、葡萄糖三种糖，很容易被人体吸收利用。甘蔗里面除了富含糖和水之外，还含有对人体新陈代谢过程大有益处的维生素、脂肪、蛋白质、有机酸、钙、铁等物质，能提供人体所需的热量、营养。

从中医的角度上说，甘蔗味甘，性寒，入肺经和胃经，有清热解毒、生津润燥、和胃止呕、补肺益胃之功，能治疗热病而致的伤津、心烦口渴、反胃呕吐，肺燥而致的咳嗽、气喘，而且还有通便、解酒毒之功。

不过要注意一点，甘蔗生用、热饮制成糖后的性味、作用都是不同的。生甘蔗适合热病患者饮用；煮熟的之后，其性转温，提升了其补益之功，能益气补脾、和中下气、滋养保健。

去年过年回老家的时候，八十多岁的奶奶因为吃了太多的油腻食品而出现了溃疡，而且一连几天提不起食欲，看到什么都不想吃，再加上口腔溃疡的疼痛，老人就更是拒绝吃东西了，到了晚上还经常干咳。

冬季天气寒冷，老人又担心自己会感冒着凉，所以常常穿很多衣服，再加上室内的暖气温度高，户外活动少，过食油腻，很容易

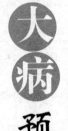

出现上火症状。看到奶奶的不适，我突然想起一个"妙招"——甘蔗粥。当天我就到超市买了一大根甘蔗，削皮之后放到榨汁机中榨出甘蔗汁；取 100 克小米淘洗干净后放入锅中，倒入适量清水煮沸之后放入 300 毫升的甘蔗汁，让奶奶连续吃了 6 天，上火的症状就消失了。

甘蔗不仅有清热润燥的功效，还有非常好的滋补功效。疲劳和饥饿的人吃上两节甘蔗就会觉得精神振奋。不过大家要注意一点，甘蔗性寒，脾胃虚弱、胃寒腹痛的人是不适合吃甘蔗的，寒咳的人误食甘蔗还可能会加重病情。发霉、变味、酸化的甘蔗也是不能吃的，否则会发生食物中毒，引起严重的后果。

运动按摩，揉揉按按火就消

🔥 脾火大，口臭口苦，按摩太白穴

很多看过中医的人都知道，很多时候，中医并不用给你拍片子就能从你外在表现出来的症状判断身体内部出现了什么问题。脾出现问题时，通常会在口唇部表现出来，因为"脾开窍于口，其华在唇"，饮食的口味和食欲的正常与否和脾的运化功能有着密切关系。

脾气健运，口味和食欲就会正常，反之，就会表现出食欲下降、饮食无味、口甜、口腻等异常。若脾火大，外部表现出口臭口苦。

前段时间有位 18 岁的女孩儿来诊所看病，女孩儿告诉我，她经常觉得口苦，总觉得吃饭不香，有苦味，而且说话时呼出的口气很难闻。由于口臭口苦，她平时很少说话，即使和别人说话也会尽量避免对着对方，或与对方保持距离。

脾胃之火多会伴随口臭，想要清除脾胃之火，最佳的选择是黄连，不过黄连性味苦寒，一般情况下很难被人接受，因此应当在医生指导下用药。可以取 30～60 克的鲜竹叶放到锅中，倒入适量清水煎煮 10 分钟，取其汁代替茶来饮用，频饮，清热的效果还是非常好的。也可以取适量的西瓜皮煮水喝，因为西瓜皮性味甘寒，有清热泻火的功效。

脾火的原穴是太白穴（足内侧缘，足大趾本节后下方赤白肉际凹陷处），经常按摩能去脾火。原穴就是指脏腑元气经过和留止之处，元气源于肾气，为人体生命活动之原动力，经三焦运行至五脏

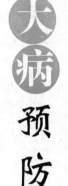

六腑，通达头身四肢，为十二经脉维持正常生理功能之根本。通常情况下，脏腑发生疾病的时候，只要找出经络之原穴，之后配合其他穴位，经按摩、拔罐、针灸等方法做治疗，进而标本兼治。

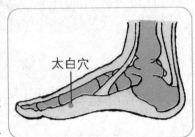

太白穴又叫足太阴原穴，因为脾经是少气多血的经，气不足，血由余，本穴的蒸升之气同合于足太阴脾经之气血特性，有较好的补充脾经经气不足的作用，是脾经经气的供养之源，因此被定义为足太阴脾经原穴。

晚上临睡前按摩这个穴位，坚持按摩一段时间就会发现脾火引发的一系列症状得到了改善。

🔥 胃火旺，穴位按摩平抑胃火

出现胃火的人并不少，胃火旺盛时，人就会表现出牙痛、口臭、便秘等症，虽然这些症状算不上什么大病，但却让人因此而烦恼不已。有的人一发现自己出现胃火就急着给自己降火，但是在降火的同时身体还在承受着药物的不良反应，不妨选择有效降胃火的穴位按摩之法，在降火的同时避免身体受药物副作用的影响。

按摩内庭穴

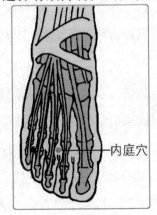

内庭穴位于足背当第2、第3跖骨结合部前方凹陷处。

内庭穴的具体按摩方法：用拇指指腹按住内庭穴1分钟，轻轻揉动至穴位出现酸胀感即可。

　　按摩此穴能泻胃火、止牙痛、除口臭。每天早上 7：00 ~ 9：00 胃经经气旺盛，在这个时间段推拿内庭穴可以将胃火由足下扶引出去推拿结束之后，可以将足趾头轻轻上下扳动，进而达到持续刺激内庭穴的目的。

按摩足三里穴

　　足三里穴位于小腿前外侧，窦鼻下 3 寸，距离胫骨前缘一横指处。

　　足三里穴的具体按摩方法：坐在凳子上，四指弯曲，按放到小腿外侧，将拇指指端按放到足三里穴处，作点按动作，一按一松，连续做 36 次。两侧交替按摩。

　　足三里穴为足阳明经上的重要穴位，通过按摩此穴，能达到清热和胃、解痉止痛、缓解便秘的目的。

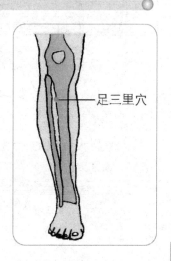

足三里穴

按摩手三里穴

　　手三里穴位于前臂背面桡侧，阳溪穴和曲池穴连线上，肘横纹下 2 寸处。

　　手三里穴的具体按摩方法：用大拇指指尖用力按压手三里穴，5 分钟后，牙痛症状即可得到缓解。

　　上下牙所连接的经脉不同，上牙连接的是手阳明大肠经；下牙与足阳明胃经相连。按摩此穴能治疗胃火牙痛。

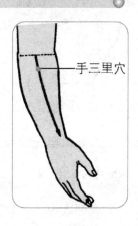

手三里穴

大
病
预
防
先
去
火

按摩颊车穴

颊车穴位于面颊部，下颌角钱上方约 1 横指的地方，咀嚼的时候咬肌隆起，按下去凹陷的地方。

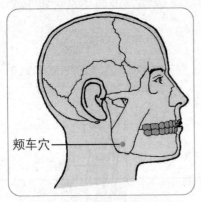

颊车穴

颊车穴的具体按摩方法：用双手拇指同时刺激两侧的颊车穴，力度从轻到重，按压 1~2 分钟，每天按摩 3~4 次，至穴位处产生酸胀感即可。

此穴为胃经上的穴位，向内对应牙齿，有行气通络止痛之功，能有效缓解胃火导致的牙痛。

按摩劳宫穴

劳宫穴位于手掌心，第 2、第 3 掌骨间偏于第 3 掌骨，握拳屈指的中指尖处。

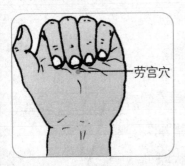

劳宫穴

劳宫穴的具体按摩方法：擦热双手手掌，右手手掌按摩左手的劳宫穴，左手手掌按摩右手的劳宫穴，每个穴位按摩 36 次。

劳宫穴属于心包经，有清热泻火职责，经常用来治疗内热导致的口臭、口疮等，每天坚持按摩劳宫穴能让口气越来越清新。

按摩大迎穴

大迎穴位于下颌角前方，咬肌附着部前缘，当面动脉搏动处。

大迎穴的具体按摩方法为：用食指按压大迎穴，边吐气边按压，每次按压6秒钟，重复按压30次。

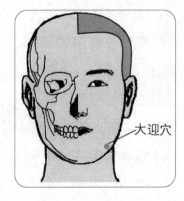

大迎穴

为足阳明胃经之穴位，刺激此穴能改善胃经气血循环，平抑胃火的功效，进而消除胃火导致的牙痛，在一定程度上治疗面颊肿胀、口歪等症。

按摩解溪穴

解溪穴位于足背和小腿交界处的横纹中央凹陷处，当拇长伸肌腱和趾长伸肌腱之间。

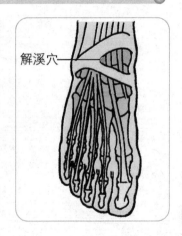

解溪穴

解溪穴的具体按摩方法：用拇指指端点有节奏地按压解溪穴100次；双手握住脚跟和脚掌，缓慢转动脚腕100次。

解溪穴是足阳明胃经上的重要穴位之一，有去除胃火，缓解牙痛的功效。

捏　脊

具体做法：让患者俯卧在床上，背部保持平直，放松。捏脊者站在患者后方，双手的中指、无名指、小指握成半拳；食指半屈，双手食指中节靠拇指侧面，抵在患者的尾骨处，大拇指和食指相对，向上捏起皮肤，同时向上捻动，双手交替，沿着脊柱两侧从长强穴向上边推边捏放，直推到大椎穴，此为1遍。第2、3、4遍仍然按照之前的方法捏脊，不过每捏3下要将背部皮肤向上提1次，之后重复第1遍动作2遍，共做6遍。通常每天捏1

次，连续捏 7~10 天为 1 疗程。

　　捏脊法能调和阴阳、通理经络，促进气血运行，改善脏腑功能。气血畅通，即可调和阴阳，平衡脏腑之津液分布，防止气血瘀滞于经络之中化火，经常用来治疗食欲缺乏、消化不良、腹泻、失眠、小儿疳积、感冒、发热等症。

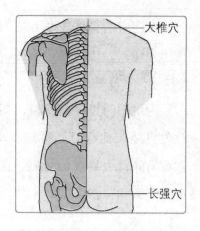

大椎穴

长强穴

第四章　肝火

—— 『火』累及肝，心烦气躁苦不堪

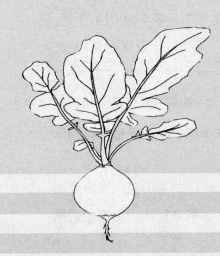

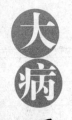

肝火上升，脾气暴躁，容貌健康也变差

肝阳上亢，你的情绪在"作乱"

肝阳上亢证，中医证名。指的是肝肾阴亏，肝阳亢扰于上表现出的上实下虚症候。又叫肝阳上逆，肝阳偏旺。

现代人终日忙碌，受压力所迫，在这种情况下，脾气变得越来越暴躁，情绪越来越容易激动，三天两头心情不好，肝之疏泄功能就会受到影响，无法保持全身气机的畅通。

生理上，肝气之舒畅利于肝脏的生理功能，它可以促进气血之运行，调节情志，协助运化，通利水道，排泄胆汁等。一旦肝脏失去疏泄，就会表现出多变、复杂的病理，不仅本经有病，而且会牵连到各个脏腑，导致气机紊乱。

我认识一位女士，四十多岁，她身形消瘦，面色萎黄，她告诉我，自己的儿子考上了重点大学，到外地读书，半年才回家一趟。老公三天两头出差，家里就剩下自己一个人，连个说话的都没有，终日郁郁寡欢，食欲也不怎么好，常常吃不下饭，身体日渐消瘦，而且常常觉得口苦。后来到医院一检查，发现肝脏上长了肿瘤。其实，这和情绪的变化有很大的关系。而且情绪不仅会影响肝脏的变化，还会影响到其他器官。

经常生气的人肝火会非常大，肝火长时间的得不到发泄对肝脏的损害是非常大的。一项调查结果显示，那些肝脏疾病患者的共同特征就是爱生气，经常闷闷不乐，哪怕只是一点小事，都会让他们的情绪发生非常大的变化。

所以大家一定要懂得调节自己的情绪，不能因为小事而发脾气，生气是一天，高兴也是一天，与其大动干戈地过一天，还不如开开心心、健健康康地过一天，何必计较那么多的。心情不好的时候听听舒缓的音乐，也可以到空气新鲜的地方走一走，对舒缓情绪大有帮助。

如果因为心情不好而肝阳上亢，可取夏枯草 12 克，桑叶、菊花各 10 克，将夏枯草和桑叶一同放到干净的容器中，倒入适量清水冲泡半小时后再煮半小时，最后放入菊花煮 3 分钟，代替茶来饮用。可以调和少许冰糖或蜂蜜，不仅美味，而且能让你觉得心情舒畅。

大动肝火，身体走下坡路

看过《三国演义》的人都知道周瑜是被诸葛亮气死的，其他电视剧中也出现过某人因气而吐血、病倒、死亡的事件。虽然剧情有些夸张，但有句话说得好"艺术来源于生活又高于生活"，由此可见，怒的确会在一定程度上危害人的身体健康。

人在愤怒的时候，肝火旺盛，导致心跳加速，引起血压上升。若本身就患有高血压、冠心病、肺结核、胃溃疡等症，怒则会加重病情。

《三国演义》也曾记载过另外一个故事，三国时期，曹魏和蜀汉对垒。两军列阵于祁山之前，魏国白髯老军师司徒王朗和蜀汉军师丞相诸葛孔明对阵，诸葛亮唇枪舌剑，义正词严，抓住要害，一顿羞辱，王朗听罢，气满胸膛，大叫一声，跌死于马下。

2000 年世界卫生组织报告显示，每年有 1700 万人死于心脑血管

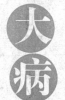

疾病，很多人死亡的诱因就在于生气之下肝阳上亢、肝火旺盛，导致交感神经高度兴奋，血液里面的肾上腺素、去甲肾上腺素浓度上升，心跳加速，血管收缩，促进血压急剧上升，出现脑血管破裂或心脑血管痉挛、梗死。

对于此类情况，吃多少药看多少医生都是没有用的，关键是要懂得如何调节自己的心态，让自己变得乐观、积极。当你处于生气的状态时，身体就会分泌出毒素，危害身体健康。

此外，爱生气的人还容易衰老，影响面容。那些笑容满面，性格好，遇事不会生气，懂得静下心来思考的人气色一般都比较好，这和他们的心态有很大的关系。

但是有的人就好像带着导火索的地雷，一点就着。由于经常生气、发火，他们的面色多黯淡无光，表情阴沉；由于心情不好，常常生气，他们的面部皮肤就会变得紧缩。久而久之，易紧缩的地方就会生出皱纹，呈现出一副未老先衰之相。

如果你因为经常生气而感到肝部不适，可以适当服用柴胡疏肝散，次方有非常不错的疏肝理气、和血止痛之功。方剂之中以柴胡为君药，疏肝解郁；香附理气疏肝；川芎行气活血、止痛，为臣药，能提升解肝经郁滞的作用；陈皮、枳壳有理气行滞之功，是佐药；白芍、甘草有养血柔肝、缓急止痛之功；甘草能调和药性，为疏肝理气之佳品。柴胡舒甘草不用自制，很多药店都有售。

肝火旺盛，耳鸣不请自来

很多人都知道，肾虚会导致耳鸣，但是你是否了解，你出现的耳鸣也可能是肝火旺盛导致的。

有一位患者来诊所看病，他告诉我，自己的工作非常忙碌，可就是这么忙，还"添乱"了，患上了耳鸣。耳边经常有"嗡嗡"声，最开始症状不严重。还以为过两天就能痊愈，也就没当回事。但是几天之后，症状越来越严重，由于耳鸣，整天睡不好，起床后没精神，工作无法集中注意力，他想可能是自己劳累过度引发的肾虚导致的，于是服用了一些补肾药，但却没什么效果，后经人介绍找到我。

　　我告诉他，除了肾虚会导致耳鸣外，肝火旺盛、肝肾不足、气血亏虚等都会导致耳鸣，秋季耳鸣多为肝火旺盛导致的。

　　想要区别肾虚引发的耳鸣和肝火旺盛引发的耳鸣并不难，通常情况下，肝火旺盛引发的实性耳鸣，此类患者主要表现为两耳不适、耳鸣如钟声、风雷声或潮水声，而且伴随着耳胀痛。并且，此类耳鸣患者还会表现出一系列肝火旺盛的症状，如口苦咽干、面红耳赤、大便干燥、小便发黄、舌红苔黄等症。

　　其实，此类患者只要降肝火，规律自己的生活习惯和日常饮食，即可有效改善耳鸣症状。降肝火方面，龙胆草和夏枯草都是非常不错的选择。不过要注意一点，龙胆草虽然能泻肝胆之热邪，但是其大苦大寒，过量应用很容易伤胃，通常情况下，家庭用龙胆草 1 ~ 2克，放入锅中煮水就可以了，注意不能过量。夏枯草的主要功效是清肝火、散郁结，可以治疗多种肝经病症，家中可用夏枯草 5 ~ 10克，之后加菊花 20 ~ 30 克，放入锅中，加适量清水煎煮 20 分钟，代替茶来饮用，能有效清肝火。

　　龙胆草和夏枯草性味苦寒，清火之功较强，因此不适合体质弱、脾虚腹泻、肾功能不全者服用。

　　如果耳鸣症状不适很严重，可以吃些莲子百合粥或者喝点绿豆汤来去火，平时多喝水、多休息，几天之后症状即可被减轻。还要注意减少脂肪的摄入量，多吃些粗粮、富含膳食纤维的果蔬，如芹菜、苹果、猕猴桃、苦瓜等去火食物。还要注意避免接触噪声，平时尽量少用耳机听声音，戒烟、限酒，防止加重耳鸣。

从中医的角度上说，工作压力太大，人的情绪就会变得紧张，无法安眠，进而导致肝火上升；再者，由于不规律的生活，如加班熬夜、饮食不规律，身体功能就会变得紊乱，诱发肝火。可以喝些梨汤降火，梨汤的烹调方法非常简单，直接取两个新鲜的梨洗净、去皮后切块，放入锅中，倒入适量清水熬煮，调入少许冰糖，喝其汤即可。

🔥 肝火大，眼睛也跟着"遭殃"

从中医的角度上说"肝主目"，肝好了，眼睛也会跟着好起来。肝藏血，有藏血、调节血量、防止出血的作用，肝脏提供的血液和阴津能滋养双眼。一旦肝出了问题，其所藏血液和阴津就会减少，眼睛得不到滋养，就会变得干涩。因此，在你觉得眼睛肿胀、干涩、视物模糊的时候就要注意养肝、保肝。

去年暑假，小侄女迎来了高三紧张的学习，每天都在复习功课、做习题，但是成绩却没有多大的起色。后来一问才得知，小侄女的视力出问题了。她觉得戴眼镜难看，所以就不和家里说，勉强看书、看黑板，时间一长，就越发看不清东西了。

我告诉小侄女，看书累了时候要让眼睛休息一会儿，向窗外眺望一下或者闭目养神、做做眼保健操，不仅能放松眼睛，还能缓解紧张的情绪。

还要注意看书、看黑板的时候有一定的距离，端坐，养成良好的用眼习惯。白天除了要注意适度休息之外，晚上还应当采取热敷、指压、按摩、做眼部的有氧运动，或是擦热双手手掌，之后贴盖到眼部，以促进眼部血液循环，不但能迅速消除眼疲劳，还可以缓解失眠症状。

此外，我还给小侄女推荐了一款平肝清热茶，方剂构成：龙胆草1克，醋柴胡1.8克，甘菊花、生地黄各3克，川芎1.5克，一同放入锅中，倒入适量清水煎汁，或直接用开水冲泡，代替茶来饮用，每天服1~2剂，有清肝火、解热除烦的作用。

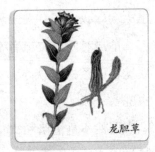

龙胆草

肝火偏盛的人平时可适当喝些菊花茶，菊花茶有清肝明目的功效。《本草纲目》有记载"风热，目疼欲脱，泪出，养目去盲，作枕明目"。《随息居饮食谱》上提到："菊花养血、清热。"民间经常用其明目、清热，治疗风热头痛、眩晕等症。

饮食上，适当吃些猪、牛、羊等动物的肝脏；黄鱼、鳝鱼等鱼类；桂圆、荔枝、山药、芝麻等非肉类食物。尽量少吃或不吃葱、蒜、韭菜、辣椒等辛辣食物，因为这些食物有一定的刺激性，会刺激眼睛，导致视力模糊、眼睛红肿胀痛等症。

想养好肝，先睡好觉

《黄帝内经》之中提到"卧则血归于肝"，"卧"即睡觉。人睡眠时，对血液的需求量会变少，此时部分血液就会贮藏到肝脏之中，重新做血的滤化。因此，睡眠好即可让肝脏得到充分休息，此为养肝血的要点。

生活中，容易上火的人很多，有些人上火会口腔和鼻子发干，有些人上火会长溃疡，有些人上火会眼睛发肿，有些人上火会长痘痘……但不管上火引发什么症状，都会让人觉得很不舒服。轻度上火会表现出咽喉干痛，双目红赤，鼻腔热烘，口干舌痛等症；重度上火会导致胃痛、大便干燥、咯血、咳嗽、黄疸、失眠、烦躁等症。

前段时间有位患者来诊所看病，她告诉我说自己经常上火，明明饮食已经很清淡了，平时也很少情绪激动，可为什么还是会上火呢？

既然不是情绪和饮食导致的上火，那很可能和体质有关系。一般情况下，容易上火的人的体质很虚，自身抵抗力较弱，外界稍有什么"风吹草动"，五脏六腑里面的气血就会受影响，无法顺利在身体中运行，此时就容易上火。

每个人都会上火，只是上火的频率和引发症状的轻重不同，每个人上火时都希望找到良方迅速降火，而最有效的方法就是确保睡眠的充足。夜间人躺在床上休息的时候，体内各处的功能都出在抑制状态，在自然界中，夜属阴，静也属阴，如此一来，身体中的阴气就会变得旺盛，阴气旺盛了，阴虚所引发的一系列症状自然得到缓解。

但是偏偏现代人喜欢熬夜，喜欢夜生活，把夜晚弄得好像白天，每个人所摄入的营养充足，欲望较多，到了晚上仍然阳气旺盛，没事加加班、熬夜看看电影、凌晨吃吃烧烤、唱唱歌什么的，久而久之，体内的阴气越来越虚弱。因此，提醒大家一定要按时睡眠，最好在夜间22：00之前入眠，最晚不能超过23：00，进而确保在肝经最旺盛的丑时，也就是1：00～3：00进入到深度睡眠的状态，因为此时为养肝的最佳时机。

如果你在 22：00 睡不着，也尽量躺在床上，让血液归入肝脏，躺下之后肝胆即可回血，将血液内的毒素过滤掉，产生出新鲜血液。体内的毒素消失了，各类疾病则无力生长，肝内的火气也会很容易除去。

肝主疏泄，其气升发，喜条达、恶抑郁。肝的功能正常，即可很好地协调自身精神、情志活动，变得精神愉悦、心情舒畅、头脑灵敏；若疏泄不畅，就会表现出精神抑郁、多愁善感、沉闷想哭、嗳气太息、胸胁胀闷等；疏泄太过，就会处在兴奋状态，表现出烦躁易怒、头晕胀痛、失眠多梦等。反之，我们的情绪变化就会影响肝之疏泄，肝之疏泄异常，就会加重肝火，所以调节情绪对于肝火之疏泄来说有着非常重要的作用，出去散散步、逛逛街都是不错的选择。

男人小心眼，就吃逍遥丸

逍遥丸有疏肝健脾，养血调经之功。常用来治疗肝郁脾虚导致的郁闷不舒、胸胁胀痛、头晕目眩、食欲下降、月经不调等症。由其功效我们不难推断，逍遥丸是一种女性常用药。不对吧？标题上明明写着"男人小心眼"啊？

的确，一直以来，逍遥丸都用于治疗经期心烦意乱、乳房胀痛等妇科疾病。但是随着生活节奏的加速，生活压力的增大，男人郁闷的时间有时候甚至比女人还多，也经常感到胸闷，心里憋屈，总是通过长吁短叹，叹气之后将郁结的肝气宣泄出去才觉得舒服一些。

年轻的时候生活是无忧无虑的，很少因为什么郁闷，也不知道

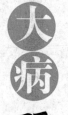
什么是愁，但是成年之后，肩膀上有了责任，开始有了爱情，开始承受压力，肝郁也就跟着产生了。一般来说，出现肝郁的男性通常心思细腻、追求完美，生气之后不知道该如何抒发，等到第二天就会觉得肋胀，内向者的此类症状会更加明显，久而久之就会郁火，诱发各类疾病。

前段时间有位刚毕业不久的年轻小伙子来诊所看病，他告诉我，自己是个非常好强的人，虽然刚毕业，但是凭一己之力进入到了理想的公司。到了这家公司之后，他觉得压力很大，再加上公司元老们觉得他稚嫩，经常会指使他去做一些事情，虽然心里很不服气，但是初到公司，也就忍了。

前一阵子公司出了一本书，他每天除了正常的工作之外就看公司自己出版的书籍，以了解公司的核心和理念，但是却在书中发现了错误之处，于是就随口说了一句"这个地方的错误太明显了"。他的顶头上司赶忙走了过来，问道："哪里有问题啊?"他便指了出来。哪知道第二天一早，老板就当着全公司人的面夸赞了他的顶头上司，说是因为他细心研读了公司的核心思想。小伙子一肚子的怨气，但是无奈，没有证据，只能继续回到自己的座位埋头工作。

可是两个星期之后，小伙子的嗓子里长出了个东西，常常觉得口苦，嗓子干，有时候两肋胀痛。其实，他所出现的就是中医上所说的"梅核气"，通常就是因为生气，火发泄不出去导致的。将肝火发泄出去症状可能会消失，不过却会遗留梅核气。

我给他开了一盒逍遥丸，嘱咐他回去之后按照上面的说明服药。同时加用牡丹皮和栀子，因为郁很容易化火，牡丹皮和栀子都是凉性去火药，有平肝经之郁火的作用，服用之后能改善心情。

身上有异味，注意清肝火

每个女人都希望自己吐气如兰，身体散发出女人特有的清香。但实际上呢？很多女人身上散发出的却是恼人的"下身味"。

每到春季，就会有很多女性朋友发现自己不但口苦口干，浑身乏力，下体还出现了阴部瘙痒、白带增多等症状，有时候白带中还夹着血丝，散发出浓浓的腥臭气味。其实，这就是我们平时所说的"阴道炎"。

阴道炎是典型的妇科疾病，由于其发病并不会带给女性显著的不适，再加上女性觉得看妇科疾病有些不好意思、难说出口等，便选择了忽视疾病，任其发展。但是你知道吗？如果不及时治疗阴道炎，它很可能会发展成盆腔炎、膀胱炎、尿道炎、肾盂肾炎等。

从中医的角度上说，阴道炎为肝经郁热导致的。肝喜欢疏泄，若肝气长时间郁结，就会在身体中生火，肝木易克脾土，肝火旺盛，脾胃功能就会受损，脾胃受损，水湿就会停留在身体之中。水湿和内火斗争的时候，就会沿着肝经向下走。足厥阴肝经向下绕经阴部，湿热一定会沿着肝经直犯阴部，如此一来，给细菌、病虫提供了栖息地，便诱发了上述症状。因此，女性想要离"下体味儿"远点，首先要做的就是熄灭肝火、消除内热，还要注意杀虫止痒。对于此类女性，我经常会给她们推荐鸡冠花藕汁。

具体做法：取鲜鸡冠花 600 克，洗净之后放入锅中，倒入适量清水煎汁，20 分钟后过滤取汁，之后加水继续煎；重复上述操作 2 遍，将 3 次煎取的汁液混合在一起，开小火慢熬，至水汁变少快干锅的时候加入鲜藕汁 500 克，继续煮几分钟，关火，调入少许白糖搅拌均匀，晒干，研成粉末，放到干净的容器内。服的时候用沸水冲开，每天早晚分别服 1 次，每次服 10 克。

此方之中的鸡冠花味甘性凉，入肝经和大肠经，能治疗赤白带下、崩漏、便血等症；莲藕性寒凉，有健脾益胃、清热养阴、凉血行瘀等功效。通常来说，女性产后忌食生冷之品，不过藕为消瘀之品，因此通常是不忌食的。将莲藕榨汁食用，不仅不会流失营养，而且容易消化。将鸡冠花和藕汁结合在一起，收涩止带的同时清热养阴，妇科疾病自然不会再找上来。

服用此方的时候配合隐白穴的按摩效果更佳。

隐白穴位于大脚趾内侧趾甲角旁 0.1 寸处，它是足太阴脾经之起点，脾经失调，运化就会出问题。所以平时多按摩这个穴位能减轻引导炎症。针刺隐白穴还能治疗女性白带异常。

此类女性平时要注意忌食辛辣、甜腻的食物；鱼虾等海鲜类食品也要少吃，因为此类食品会助长体内的湿热，加重瘙痒。多吃些有利湿之功的食物，如冬瓜、红豆等；平时穿贴身、舒适、透气性好的内裤，对于妇科疾病的预防来说都是至关重要的。

脸容易发红发热，肝火的表现

我们经常会看到这样的人，不管春夏秋冬，不管刮风下雨，不管天热天凉，他们的脸经常是红扑扑的，一询问还会了解到，他们的脸不仅发红，而且发热。这种现象多发生在女孩儿的身上，可是为什么会出现这种现象呢？

脸属胃经，若除了脸红之外还出现了口臭、能吃、大便干、无明显的手脚冰凉，很可能是胃火导致的。可以用含石膏的药物，如黄连清胃丸。如果是脸热受凉，内热外寒，应当服用逍遥丸，因为此时已经不仅仅是胃有问题的，更多的是肝的问题，肝气被郁住了，火无法散去。

此类女性出现的脸发红发热与更年期女性面部烘热的原理类似，均为体内激素失去平衡导致的。在前面已经提到，雌激素为女性之生机，生机过头就会化火，即肝火，这种火应当从疏肝的角度散郁。

一般情况下我会给此类女孩儿推荐服用以逍遥散为基础的汤药，此方之中的柴胡、薄荷均有宣散肝经郁热之功，可以将郁热透散出去。服用此药之后，脸上的发热情形就会显著减轻，恢复白皙。

如果这种肝火不能及时被散出，郁结在身体之中就会长出蝴蝶斑、黄褐斑等，中年女性长这种斑多和肝郁有关。中年之后，上要顾老下要顾小，中间还要奔自己的事业，与爱人沟通等，情志为疾病的重要诱因。因此，中医治疗各种妇科疾病，以及由于内分泌失调而导致的"颜面"问题，都将调养的重点放到了肝上。年轻的女性通常需要补肾，因为她们的内分泌系统尚未成熟、稳定，补肾可以促进其成熟，成熟之后，妇科疾病也就迎刃而解了。但是到了中年之后，正常的平衡状态就会被情绪打乱，肝气不能疏达，中年女性调肝就更重要一些了。

因此，女性爱美，想要让自己的面色好一些，良好的心态是基础，同时配合适当的药物调养（如逍遥散）、运动调养（如瑜伽、太极拳）和穴位按摩（如三阴交穴）就可以了。

食养肝，吃"去"肝火更健康

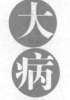

荠菜，去火明目就找它

荠菜是一种常见的野菜，尤其是春季，到处都能看到荠菜的身影，很多人都会到野外挖野菜，洗净之后做成各种菜肴。

芥菜不仅是餐桌上的美食，还是中医里的良药，它味甘、淡，性微寒，药用价值很高，有清肝明目、清热凉血、利尿除湿、治痢等功效。采挖它的人都知道它是美食，却不知道它是味良药。

曾经有很多白领女士跟我提到过眼干、眼涩、眼痒的问题，尤其是到了春季，风沙大，很容易患上沙眼。实际上，春季很多人之所以会出现眼睛疲劳、干涩、发痒等不适，都是肝火旺盛导致的。

春季时万物生发，自然界之阳气骤然上升，很容易引动人体中蓄积的内热，进而生肝火，之后诱发目赤眼痒、头痛眩晕、鼻腔或牙龈出血等，此即为"春火"。从中医的角度上说，肝为目之源泉，肝藏血，其所提供的血液、阴津能滋养眼睛，因此，春季护肝护眼多是同步进行的。

去年春天，有位女士因为眼痒而找到我，她告诉我，自己最近一段时间脾气暴躁、口干、眼睛干痒，总是忍不住揉眼睛，因为眼睛的缘故，她已经不能专心工作了。我让她张开嘴，看了看她的舌头，舌红、苔黄，脉弦数，很明显是肝火上炎，我给她开了几剂清肝泻火的药，让她回去之后按方服药。此外我还嘱咐她平时多吃些新鲜的果蔬，减少用电脑的时间，多参加户外活动，避免熬夜，尽量在晚上 11：00 以前睡觉，可以到户外去挖些荠菜，回去之后熬粥、做馅、清炒都可以，能有效防治眼干燥症。

荠菜粥的做法非常简单，直接取鲜荠菜和大米各 100 克，大米淘洗干净后放入锅中，倒入适量沸水，之后放入洗净、切碎的荠菜，先开大火煮沸，之后转成小火继续熬煮至熟。

此粥不但能养肝明目，还能健脾胃、补虚损、止血、利水，水肿病、尿路结石、感染儿知道小便淋痛尿血、乳糜尿、吐血、便血等患者均可常吃此粥。

《名医别录》中说荠菜"甘温无毒，和脾利尿，止血明目"，《本草纲目》中提到，荠菜"明目，益胃"，《千金·食治》中记载荠菜能"杀诸毒。根，主目涩痛"。现代医学研究表明，荠菜中含有荠菜酸、配糖体等成分，其煎剂能兴奋神经、促进呼吸、降低血压、缩短动物体内的凝血时间。荠菜中除了含蛋白质、脂肪、糖类、粗纤维之外，还含有多种维生素、微量元素。可以说是不可多得的养生美食。

荠菜虽好，但是吃的时候要注意以下几点问题：挑选不带花的荠菜，这样的荠菜鲜嫩而美味；荠菜不能久烧久煮，时间过久会破坏掉里面的营养成分，还会让颜色变黄；荠菜有宽肠通便的功效，便溏腹泻者慎食；体质虚寒者不宜吃荠菜。

菠菜，舒肝养血的美味

去年，朋友的老公因为车祸而住进了医院，只是皮外伤，但是因为车祸时的剧烈碰撞、震荡，导致伤者当天未能及时苏醒过来，

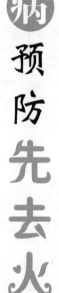

朋友当时非常着急。后来老公虽然苏醒过来，医生也确诊没有内伤，可是她却被吓得不轻。

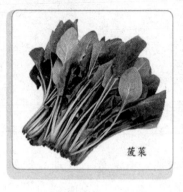

菠菜

虽然朋友的老公已经出院快2个月了，但是从那之后总是睡不着、脾气大、眼干、头痛眩晕、面红目赤、口干舌燥，来诊所的时候我发现她的上嘴唇还起了个大泡，根据朋友的描述，我断定她这是肝火上炎所致。此证多为肝气郁结，郁久化热生火，气火上炎导致的，主要临床特征为：气火上攻头面、情志失调。肝失调达，火热内扰，就会急躁易怒，失眠多梦，肝火上炎，上扰清窍，就会头痛眩晕，面红目赤。既然是肝火上炎导致的上述症状，应当从清肝泻火着手治疗，不过考虑到朋友是肝郁血虚、久郁化火，所以不能直接用凉肝之剂折其火，应当采取疏达宣散的方法进行治疗。我给朋友开了丹栀逍遥散化裁，并嘱咐她回去之后每天煎1剂。

朋友告诉我，自从老公出院回家之后，每天都会炖一些鸡汤，老公喝鸡汤，自己就把里面的鸡肉放到锅里炸一下，抹上酱料吃。给老公煲鸡汤的时间通常选择在晚上下班之后，天天这么吃，再加上之前出了事故，每天都处在紧张的状态，不上火才怪。所以我嘱咐朋友，回去之后要注意自己的饮食，清淡一些，多吃新鲜的应季果蔬。当时刚好是春季，菠菜上市，而且菠菜有滋阴润燥、疏肝养血等功效，经常吃能辅助改善她所出现的一系列肝火引发的症状。

我给她推荐的是鸡肝菠菜粥，做法非常简单：取菠菜、鸡肝、粳米各100克，姜丝3克，香油、料酒、盐、植物油、适量。先将菠菜洗净其切成小段；鸡肝洗净后切成片状，调少许料酒腌拌片刻；

粳米淘洗干净后放到清水中浸泡20分钟；将锅置于火上，倒入适量清水烧沸，放入鸡肝焯烫至变色，捞出，沥干水分；另取一锅，倒入适量清水，放入淘洗干净的粳米，开大火煮沸之后搅拌均匀，盖盖，开小火慢熬；菠菜放入沸水中烫一下，过凉；米粥熬稠厚调入植物油，搅拌均匀，放入鸡肝和葱姜丝，调入适量盐继续煮5分钟，放入烫过的菠菜，淋几滴香油，搅拌均匀，关火。此粥有滋阴润燥，舒肝养血之功，适用于视物模糊，双眼干涩等症。

菠菜为春季的应季蔬菜，性甘辛，有利五脏，通血脉，止渴润肠，滋阴平肝，助消化，清理肠胃热毒等功效，能辅助治疗肝气不舒并发胃病，而且对春季由于肝阴不足而致的高血压、头痛目眩、贫血等症都有不错的疗效。菠菜不但营养价值高，而且价格低廉，是春季养肝之佳品，同时还是餐桌上的常见美食。

菠菜又舒肝养血的功效，治疗由于肝阴不足而致的高血压、贫血等症时，可以通过吃菠菜来调养。

不过菠菜虽好，但其食用却是有禁忌的：不宜与黄瓜同食，因为黄瓜内含维生素C分解酶，而菠菜之中富含维生素C；菠菜不宜和牛奶等含钙高的食物同食；菠菜中含大量草酸，而豆腐中含钙离子，所以菠菜不宜与豆腐同食，否则易引起结石，影响钙的吸收。吃菠菜以前先将其放到沸水锅中烫软，捞出，再烹调。还要注意一点，脾虚者也不宜吃太多的菠菜。

芹菜，辅助治疗肝阳上亢

很多人在患上高血压之后脾气会变得暴躁，情绪不稳定，每天都要定时定量服用降压药，觉得高血压反正是种慢性病，不能在短

大病预防先去火

时间内被治愈，既然如此，就安安心心地像吃饭一样每天服药就可以了。

实际上，高血压也不是完全不能被治愈的，需要配合适当的食物来治疗，将血压维持在正常水平，而选择食物降压的时候，芹菜是不得不选的。

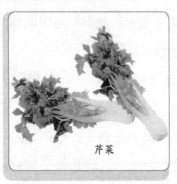

芹菜

曾经有位患者来诊所看病，他告诉我，自己从四十多岁就患上了高血压，到今天已经有 20 年的病史了，这么长时间以来，主要是靠着药物控制血压。他告诉我，自己的血压一直控制得还不错，只是最近一段时间家里出了点变故，血压突然就变得不平稳了，有好几次自己都觉得头晕目眩，差点晕倒。他问我有没有什么方法可以帮他控制一下失控的血压。

经过一番诊断，我断定他最近的血压之所以不平稳，主要是肝阳上亢所致，由于阴气不足，阳热内盛，因此身体表现出阴阳失调。而阳气向上走，心情烦躁、着急就会导致肝火旺盛，阴气无法制火，就会表现出头晕目眩、面色发红，想改善此情况，平时应当多吃些清淡食物，多休息，调整自己的情绪，同时每天吃些芹菜。

芹菜性凉，入肺经、胃经和肝经，有非常不错的平肝降压、镇静安神、利尿消肿、养血补虚的功效，是药食两用之品。《本草推陈》上有云，芹菜可"治肝阳头痛，面红目赤，头重脚轻，步行飘摇等症"。由于肝热而致的高血压、头痛、头晕、黄疸、水肿、小便不利等症均可通过吃芹菜来治疗。

现代研究表明，芹菜中含有丰富的钙、磷，有镇静、保护血管的功效，还可强壮骨骼、预防软骨病。芹菜还有降血脂、减肥的功效，为爱美女性的瘦身佳品。

芹菜的烹调方法很多：凉拌、热炒、榨汁等，有健胃、利尿、调经、凉血的功效，用来降压时最好生吃或凉拌芹菜，能将降压效果发挥到极致。接下来为大家介绍两款能有效降压的芹菜食谱。

◆ 凉拌海米芹菜

具体做法：将新鲜的芹菜摘掉叶之后洗净，用到沿着芹菜的中间将其切成两片，之后切成小段状；将锅置于火上，倒入适量清水，水沸的时候放入芹菜段焯水，捞出焯好的芹菜段放到冷水中浸泡，一冷一热即可破坏芹菜的纤维结构，更容易咀嚼；黑木耳提前放到清水中泡发，切成丝；海米提前放到清水中泡发；拿出一个干净的小碗，倒入适量生抽、陈醋，撒入少许精盐、白糖，倒入几滴香油、花椒油，搅拌均匀后撒入芹菜段中，拌匀即可。

此菜肴有清肝、化痰、利湿的功效。

◆ 芹菜拌腐竹

具体做法：取芹菜、胡萝卜洗净，芹菜斜刀切成 1 厘米的段，胡萝卜切成菱形片；将芹菜和胡萝卜放到沸水中焯一下，之后过凉水，芹菜和胡萝卜放到漏网内沥干水分；腐竹提前泡发，之后放到沸水中焯一下，过冷水；将腐竹沥干水分之后斜到切成 1 厘米左右的段；取一个干净的碗，倒入香醋 3 勺，生抽 1 勺，白糖 1 勺，搅匀，将碗汁倒入芹菜、胡萝卜中，倒入 1 勺花椒油，将菜、调味料搅拌均匀即可。

此菜肴有平肝降压，安神镇静，抗癌防癌，利尿消肿，增进食欲等功效。

虽然芹菜对身体有诸多的益处，但是吃芹菜的时候还是要注意

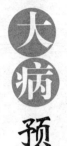

以下几点：芹菜性凉，阴盛者常食能清火，阴虚者不宜多食，否则会畏寒，影响消化，出现便溏；芹菜中的多种营养成分存在于芹菜叶内，应当和叶同食，而不能仅仅吃芹菜梗；常吃芹菜会减少男性的精子，所以想要孩子的男性还是少吃为宜。

🔥 苦瓜，清除肝火又减肥

记得小时候，一到夏季，家里的苦瓜架上就会结出很多的苦瓜。很多人喜欢吃苦瓜，不仅是因为它独特的味道，更是因为它有着其他果蔬所没有的功效。有的人喜欢吃生苦瓜蘸酱，有的人喜欢吃炒苦瓜，还有的人喜欢喝苦瓜汁……它不仅是蔬菜，更是去火养肝的佳品。

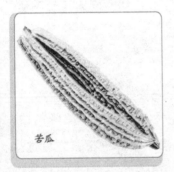

苦瓜

苦瓜气味苦，无毒，性寒，入心经、肝经、脾经和肺经，有清热去暑、明目解毒、降压降糖、利尿凉血、解劳清心、益气壮阳等功效。苦瓜中富含多种维生素、矿物质，还含清脂、减肥的特效成分，能加速排毒。研究表明，苦瓜还有非常好的降血糖、抗病毒、防癌功效。

苦瓜色青未变黄以前的清热解暑功效比较好，成熟之后颜色会变红，这时苦味会减弱，滋养功效尤为突出。盛夏季节吃些苦瓜可有效去火清热、解暑平肝。

苦瓜的去火功效很多人都熟知，却很少有人知道苦瓜还能减肥。之前有个朋友就因苦恼于自己的肥胖找到我，问我有没有什么方法可以帮他减减肥。我告诉她，回去之后每天吃上两三根苦瓜，连续吃了半年左右之后，果然取得了不错的减肥效果，从那之后，苦瓜成了她的餐桌必备菜肴。接下来给大家推荐两道苦瓜食谱。

◆ 糖醋拌苦瓜

具体做法：苦瓜 1 根，白醋、糖、山楂糕、盐、大蒜各适量。将苦瓜洗净之后去掉瓜瓤，切成薄片；将锅置于火上，倒入适量清水烧沸，调入适量盐，倒几滴油，将苦瓜放入锅中焯水，将焯好的苦瓜放到水里，过凉后捞出，沥干水分，调入适量糖、白醋、蒜末，搅拌均匀，在苦瓜上加山楂糕丁点缀即可。

此菜肴有清热解暑、去火、减肥等功效。

◆ 苦瓜鲫鱼汤

具体做法：取苦瓜 1 根，鲫鱼一条；将鲫鱼清理干净后放到锅中稍微煎一下，倒入适量清水，放入葱、姜烧沸；苦瓜洗净后去掉瓜瓤，切成块状，鱼汤烧至微白的时候放入苦瓜块，继续开中小火烧 20 分钟至汤汁浓白，调入适量盐、鸡精、胡椒粉即可。

苦瓜鲫鱼汤以健脾利湿的鲫鱼和苦瓜相搭配，有健脾利湿，清热去火的功效，适合脾虚浮肿、倦怠多睡、心烦口渴、食积痰滞、消渴引饮等症；此汤非常适合患血脂异常、糖尿病、高血压、冠心病、肥胖症的人在炎热季节常食。

苦瓜中的苦瓜素被誉为"脂肪杀手"，因此经常吃苦瓜不仅能瘦身，而且能辅助治疗高血压、高血脂、动脉硬化等症。苦瓜性味寒凉，又叫凉瓜，不仅能清热解暑、清肝明目，还可养血益气、补肾健脾。

很多爱美的女性到了夏季脸上会长痘痘，让她们倍感苦闷，而苦瓜刚好有美容养颜的功效，能用来治疗青春痘。除了内服外，还可以把苦瓜切成片后放到冰箱里，然后贴敷到皮肤上，不但能缓解

皮肤烦躁感，还可镇静、保湿，滋润、美白肌肤，消除暑气。

虽然苦瓜对人体有这诸多的益处，但是要注意脾胃虚寒的人不能过食苦瓜，因为苦瓜性寒，此类人群过食苦瓜易腹泻腹痛。并且，苦瓜中含有能促进子宫收缩的物质，因此孕妇是不宜吃苦瓜的，易致流产。

🔥 丝瓜，清除肝热口气清新

现在有很多人深受口腔异味的困扰，尤其是从事销售、服务行业的人员，每天要和形形色色的人打交道，如果谈话的过程中口腔不断散发出异味是非常尴尬的。

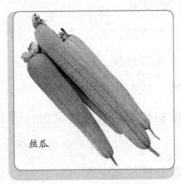

丝瓜

肝火大的人不仅容易情绪激动，而且还会表现出口干舌燥、口臭口苦等。特别是在春季，肝气生发的季节，肝火易动，人的脾气也会变得暴躁，口臭现象会更加严重，让很多人在交谈的过程中心生抵触。有的人想要通过嚼口香糖、刷牙等方式掩盖口臭，但只能在短时间内有效果，一段时间之后，口臭还是会不请自来。

小优是女儿的大学同学，和女儿关系不错，却经常远离人群，内向腼腆，后来和女儿的关系熟络之后才知道她的"小秘密"。原来，小优本来不是个内向腼腆的人，去年筹备紧张的高考之后，小优就开始频繁地上火，口干舌燥、嗓子肿痛、痘痘丛生，而且出现了严重的口臭。从那之后，小优就变得内向了，不愿意与人交谈，也不愿意融入群体，深深地感到自卑。在这期间，小优采取过多种方法改善口臭：嚼口香糖、喷口腔清新剂、多喝水等，但都无济于事。

我得知这件事后，让女儿带着小优来一趟诊所，和她交谈的过程中，我注意到小优总是刻意不让自己的头冲着我，好像是担心自己会"熏"到我。经过一番诊断之后，我断定小优是肝火过旺导致的体内蓄热。高考期间小优熬夜伤津，津液缺乏，阴火旺盛，再加上小优的情志不舒，导致身体内热加重，造成热毒蓄积。想要改善口臭症状，首先要做的就是清除小优体内的肝热，清内火。

我给小优开了些去火的药物，同时嘱咐她回去之后注意调节自己的心情，不要因此而过于自卑，平时多吃些丝瓜烹调的清淡膳食，能够辅助治疗她所出现的口臭症状。

◆ 蛤蜊丝瓜汤

具体做法：将蛤蜊洗净之后放到盐水中浸泡 2 小时，让蛤蜊吐出泥沙；丝瓜洗净之后切成滚刀块；豆腐切成块状；将锅置于火上，倒入适量清水，放入姜、料酒，投入蛤蜊焯水，等到蛤蜊开口的时候将其捞出；另取一锅置于火上，倒入适量植物油烧热，放入姜片爆香；放入丝瓜块开大火翻炒至断生，盛出；锅中留底油，放入蛤蜊、高汤，开大火烧沸，转入沙锅，放入豆腐，转成小火炖 10 分钟，调入少量盐，放入丝瓜继续炖 5 分钟即可。

此药材有滋阴润燥、化痰明目、清热解毒等功效。

◆ 虾干白玉菇烩丝瓜

具体做法：虾仁放到清水中浸泡、洗净；丝瓜去皮之后切成块状，放入干净的碗内，加少许盐腌制一会儿；锅内倒入葱姜蒜爆香；倒入虾仁进行翻炒，淋入料酒炒出香，倒入洗净的白玉菇进行翻炒，调入适量盐、糖，放入丝瓜进行翻炒，加少量水烧至丝瓜变软，调

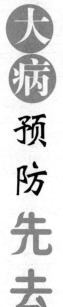

入鸡精，淋入水淀粉，最后淋入香油，翻炒均匀即可。

此菜肴有清热解毒，润肠降压，补充钙质，缓解紧张情绪等功效。

丝瓜性凉味甘，有清热化痰、凉血解毒之功，《陆川本草》中说丝瓜可"生津止渴，解暑除烦"。丝瓜的全身都能入药，在炎热的夏季和干燥的秋季吃丝瓜能有效凉血解暑、止渴生津、解毒通便，能治疗肠风痔瘘、妇女乳汁不下等症。

现代研究表明，丝瓜中富含能够防止皮肤老化的 B 族维生素，经常吃丝瓜可以润泽肌肤，去除皱纹，老人或孩子经常吃丝瓜可以促进大脑健康。月经不调、身体疲乏者也可经常吃丝瓜。

炒丝瓜的时候应当采取急火快炒的方法，或是在炒之前将其放到开水中略焯一下，否则炒制的过程中易氧化变黑。丝瓜中的汁液丰富，为避免营养成分随其汁液流失，烹调丝瓜的时候应当保持清淡，少用油，可勾薄芡。

丝瓜虽好，但其性凉，体虚内寒、腹泻者均不宜食用。《滇南本草》上有云："不宜多食，损命门相火，令人倒阳不举。"也就是说，即使是健康的人也不宜过多食用丝瓜。

菊花，缓解视力疲劳

对于白领一族来说，因为要一整天对着电脑工作，眼睛疲劳、干涩是常有的事，有的人还会眼睛发红，视力下降。长时间如此，甚至会怕光、流泪。很多白领女性会在办公桌前备上一瓶眼药水，眼睛不适的时候就滴上一滴，可是滴眼药水只能暂时缓解眼部不适。

小李就是这样的白领一族，她每天都会在电脑前工作十几个小时。长时间在电脑前工作，导致小李经常觉得眼睛发干、酸胀。小李本来就有400度的近视，这样工作一年之后又增加了100度，虽然连续用了一段时间的眼药水，但效果并不明显，眼睛还是不舒服。长时间的眼睛疲劳让小李觉得自己眼大失神，再

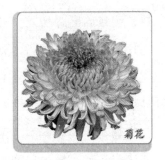

菊花

也不像以前那样水灵了。但是最近，小李除了觉得眼睛干涩之外，还觉得自己的皮肤发干，甚至起皮。护肤品没少用，可是没什么用。

我给朋友推荐了一款能够缓解朋友出现的一系列症状的茶饮——菊花枸杞茶。

具体冲泡方法：取菊花3朵，枸杞7粒，将菊花、枸杞一同放入干净的杯子内，倒入适量沸水冲泡，等到茶汤颜色变深即可。此茶有滋阴补肾、养肝明目的功效。

从中医的角度上说，久视伤肝，眼睛干涩属中医"内躁""津亏"的范畴。长时间对着电脑工作，易伤及肝脏，导致身体中的津液缺乏，人就会像失去水分一样，表现出眼干、皮肤干。长时间津液不足，就会虚火上炎，表现出严重的上火症状。因此，长时间用电脑的人必须注意养肝。很多人到了春季，肝气升发，易引导身体中的积热，进而表现出肝火。想平肝，应当从滋补肝阴着手，让肝内的阴血、津液充分滋养眼睛、皮肤。想平肝火，应当注意滋补肝阴，让肝内的阴血、津液充分滋养眼睛、皮肤。

菊花是常见的观赏植物和茶材，《本经》上有云："诸风头眩肿痛，目欲脱，泪出，皮肤死肌，恶风湿痹。久服利血气，轻身耐老延年。"《本草纲目》中提到："菊花，昔人谓其能除风热，益肝补阴，盖不知其尤能益金、水二脏也。"由此不难推断，菊花有清除风

热，明目养肝等功效。现代人经常会抓几朵菊花泡茶来喝，能辅助治疗高血压、高血脂、冠心病等症。

菊花清香可口，不仅能做成菜肴，还能干食、熟食。采用蒸、炒、拌、煮、腌等烹调方法均可，还能用来做馅料。爱美的女性经常吃菊花能美容养颜，菊花还能入药、装枕，睡在菊花枕上，不但能清凉头目、提神醒脑，还能帮人入眠，降压去火。

虽然菊花有这诸多的益处，但还是要提醒大家注意一点，菊花性凉，气虚胃寒、食少泄泻的人不宜服用。选择菊花时，最好选杭白菊、黄山贡菊或福山白菊等，要注意区分野菊花，因为野菊花有毒，食用不慎会中毒。

🔥 玫瑰花，清除肝火促进睡眠

提起玫瑰花，人们首先想到的就是情人节、恋人。的确，它火红的颜色象征着热情，但是玫瑰花除了赠予爱人之外，还有了新的作用：泡茶、做馅料等。没事的时候泡上一杯玫瑰花茶，清除肝火，神清神安。

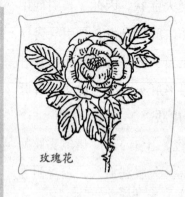

玫瑰花

现代人的工作和生活压力都非常大，饮食和睡眠变得没有规律。在这种情况下，现代人更容易发怒，而发怒的过程中最先伤及的就是肝，肝脏受损，不仅会对全身气血之运行造成影响，还会影响人的睡眠状况。想清除肝火，玫瑰花茶是不错的选择。

朋友的女儿丽丽刚刚参加工作的时候总是不知道该如何维持与

同事之间的关系，甚至还与自己的顶头上司发生了矛盾。终日处在抑郁的状态下，丽丽变得郁郁寡欢，经常失眠。渐渐地失眠越来越严重，有时甚至整晚都睡不着，第二天工作的时候没有精神，工作结束后疲惫不堪。连续几次失眠之后，工作上频频出错，领导更是看她不顺眼了。长期的压抑导致丽丽的脾气越来越大，与领导的关系越发紧张。

我看到丽丽的时候，她面色黯淡，我觉得她这是肝郁化火导致的。肝喜条达恶抑郁，丽丽长期的精神压力大，再加上作息没有规律，睡眠不足伤及津液，时间久了就会化火，肝火旺盛，变得失眠易怒。想改善此类情况，应当从清肝火、解郁理气着手。我给她推荐了两款玫瑰花药膳，让她回去之后勤食。

◆ 玫瑰花粥

具体做法：取玫瑰花 4 克，银花 10 克，红茶、甘草各 6 克，粳米 100 克，冰糖适量。先取玫瑰花、银耳、红茶、甘草一同放入锅中煎汁去渣，之后放入洗净的粳米，一同熬成稀粥，调入适量白糖即可。

此粥有气解郁，化湿和中，活血散瘀，清热解毒，行气止痛，固肠止泻的功效。

◆ 玫瑰花大枣蜂蜜水

具体做法：取玫瑰花 3 克，大枣 5 克，蜂蜜 2 勺，盐、调和油各适量。取大枣 3~4 个，玫瑰花 5 朵，蜂蜜 2~3 茶匙；大枣去核，用热水烫洗一下后捞出；玫瑰花烫洗一下后捞出；捞出玫瑰花和大枣后放入干净的杯子内，倒入适量热水冲泡 5 分钟，晾温后调入蜂蜜即可。

此茶有理气解郁、镇静安神、去火平肝等功效，经常饮用可以

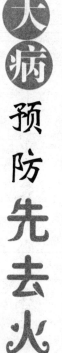

促进气血流通，让女性拥有红润的面庞，还能够安抚情绪。

从中医的角度上说，玫瑰花性温，味甘微苦，是药食两用之品，非常适合女性饮服。《本草正义》中有记载："玫瑰花，香气最浓，清而不浊，和而不猛，柔肝醒胃，流气活血，宣通窒滞而绝无辛温刚燥之弊，断推气分药之中、最有捷效而最为驯良者，芳香诸品，殆无其匹。"《食物本草》中有云，玫瑰花："主利肺脾，益肝胆，辟邪恶之气，食之芳香甘美，令人神爽。"

玫瑰花有美容养颜、活血通络、调和肝脾、理气和胃等功效，能辅助治疗高血压、心脏病、妇科疾病等。并且玫瑰花药性温和，可滋养血脉，发散身体中的郁气，进而安抚情绪、镇静安神。痛经、月经不调的女性经常喝玫瑰花茶可以有效缓解症状。上班族女性可以用玫瑰花茶来代替咖啡和茶，其性质温和，没有刺激性，还能有效调节体质，颐养身心。

现代研究表明，经常喝玫瑰花茶能改善内分泌失调，消除疲劳，振奋精神，促进伤口愈合。女性由于其特殊的生理结构很容易气血不足，而玫瑰花茶可以促进血液循环，进而美容调经。在你觉得情绪不佳时泡一杯玫瑰花茶，浓郁的茶香即可让你放松全身。面部有色斑的女性经常喝玫瑰花茶有一定的美白功效。

泡玫瑰花茶的时候要注意水温不能太高，通常放置一会儿的开水最好。泡成的玫瑰花茶最好趁热喝。还要注意一点，玫瑰花活血化瘀的功效比较强，因此月经量过多的女性不宜服用。

🔥 五味子，清除肝火不在话下

五味子又叫山花椒，味酸、甘，性温。归肺、心、肾经。《新修本草》上有记载"五味子皮肉甘酸，核中辛苦，都有咸味"，因而得名五味子。五味子性温，有收敛固涩、益气生津、补肾宁心之功，《本草纲目》上有记载"五味今有南北之分，南产者色红，北产者色黑，入滋补药必用北产者良。"

现代医学研究表明，五味子可以促进肝脏的解毒过程，保护肝脏，以免其受毒害。现代生活中，很多人，尤其是男性在应酬的过程中会大量饮酒，"不醉不归"，席间也是肥甘厚味随酒而下。短期内虽然看不出有什么危害，但是长期如此又不加调理，就是在牺牲自己的健康为代价来赢得客户。

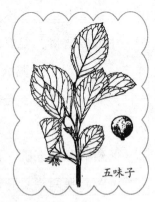

五味子

对于此类人群，我经常会建议他们没事的时候熬些五味子粥来吃。具体烹调方法：取五味子 15 克，大米 100 克，将大米淘洗干净；五味子洗净，二者一同放到砂锅里，倒入适量清水，开大火煮沸之后转成小火继续熬煮 1 小时即可。此粥有养肝护胃的功效，酒后服用能降低酒精对肝脏的损害。

接下来再为大家介绍两道五味子养肝药膳，没事的时候烹调来吃，有益于身体健康。

◆ 五味子鲜贝

取五味子、枸杞各 15 克，鲜干贝 600 克，葱、姜、米酒、香油、盐适量，冰糖 1 克。干贝洗净之后放入干净的容器中，用葱、姜、米酒、香油腌制一下；五味子洗净后放入锅中，加一碗半水和

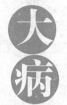

大病预防先去火

枸杞，开小火慢煮 20 分钟后捞出五味子，调入适量冰糖、盐调味，再加入少量淀粉勾薄芡即为五味子酱汁；干贝表面粘淀粉之后放入锅中，开中火油炸 3 分钟至成金黄色后捞出；将五味子酱汁淋到干贝上，也可以直接蘸食。

此药膳有调养五脏、强心镇定、滋补肝肾的功效。

◆鲈鱼五味子汤

取鲈鱼 1 条，五味子 50 克，料酒、精盐、葱段、姜片、胡椒粉、生油各适量。将五味子浸泡后洗净；鲈鱼去鳞、鳃、内脏，洗净之后放到锅中，调入料酒、盐、葱、姜、生油、清水、五味子，一同熬煮到鱼肉熟浓汤成，挑出葱姜，用胡椒粉调味即可。每周 1 剂，分成数次食用，用量不限。

此药膳有补五脏、益筋骨、和肠胃、治水气、补心脾、益肝肾之功，对心脾两虚，肝肾不足的心悸、多梦、失眠、健忘、乏力等病症均有疗效，常食能延缓衰老。

男人们并不是不知道身体健康对自己有多重要，也不是不知道胡吃海喝对身体的伤害有多大，只是他们太好面子了，别人两句半的激将话就能激得他们多喝上半斤二锅头。每个男人都知道自己的身上有什么毛病，只是在自尊心的驱使下，他们不愿意承认自己的毛病。通过饮食的调养，将应酬过程中对自己身体健康的伤害降到最低，才能为未来的幸福打好基础。

牛奶，平肝火去烦热

牛奶是最古老的天然饮料之一，被人赞誉"白色血液"，对人体健康大有益处，但是很多人在喝过牛奶之后会上火，因此不会将其当成夏季饮品。实际上，牛奶性平、微寒，有非常好的止渴生津、清热去火功效，夏季饮用，有益健康。

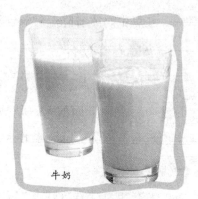

牛奶

我的一个朋友最近常常因为工作繁忙、家庭压力而心情烦躁，经常忍不住想要发火。前段时间儿子高考失利，他彻夜未眠，第二天精神状态不好，工作的时候总觉得心里好像有一团火在燃烧，自己坐立不安、心烦胸闷。本以为过几天就能恢复正常，可持续了一周，仍然觉得浑身不舒服。

我给他做了一番检查，看到他的舌头发红，脉象弦细，觉得他这是肝阳过盛，气阴受伤导致的。他因家庭和工作的事情烦躁不安、郁闷，而又无处排解，因此导致内热盛。我并没有给他开药，而是建议他回去之后每天喝上一杯蜂蜜牛奶，直接将蜂蜜调入牛奶中即可。

从中医的角度上说，牛奶性平，微寒，有止渴生津、清热通便、滋润肠道、健脾补虚等功效，因此喝牛奶并不会让人上火。牛奶和蜂蜜搭配在一起，能生津止渴、补虚损、镇静安神、平肝去火，非常适合出现了烦热、口干、心绪不宁等上火症状的人服用。

牛奶还可以和其他食材搭配，如生姜、大枣、鸡蛋等，接下来为大家介绍两款牛奶饮品，非常适合肝火旺的人饮服。

◆ 红豆牛奶冰

具体做法：取红豆50克，牛奶100毫升，冰块200克，蜂蜜适量。红豆放到冷水中浸泡一夜，捞出，放到锅内煮20分钟；捞出红豆，沥干水分，调入适量白糖，搅拌均匀，冷藏备用；冰块打成冰沙放到杯子内，向杯子内倒入牛奶，之后放入蜜红豆，调入适量蜂蜜即可。

红豆牛奶冰有降温解暑，清肝火等功效。

◆草莓牛奶汁

具体做法：取草莓 8 粒，鲜牛奶 250 毫升，蜂蜜 30 毫升；将草莓洗净后去掉上面的蒂，切成小片或块；将鲜牛奶放到搅拌机内，之后将草莓倒入，一同搅拌 5 分钟之后盛到小杯内，放到冰箱中 30 分钟即可。

草莓牛奶汁有清肝火、凉血解毒的功效。

牛奶的营养丰富，而且容易被人体吸收，价格低廉，适合各年龄段人群饮用。爱美的女性可以通过喝牛奶、敷牛奶面膜美容养颜，经常喝牛奶能美白肌肤，避免肤色暗沉。牛奶还有镇静安神的功效，当你觉得心烦意乱的时候不妨喝上一杯牛奶，有助于睡眠。青少年经常喝牛奶能促进身体和智力的发育。

虽然喝牛奶对人体大有益处，但还是有一些需要注意的地方：牛奶要加热服用，但不宜长时间煮沸，否则其营养物质会被破坏掉；有的人喝过牛奶之后会胀气、腹痛，主要是乳糖不耐导致的，此类人可以用酸奶来代替牛奶。喝过牛奶之后严重腹泻、腹胀则不宜喝牛奶。最好不要空腹喝牛奶，早餐时如果喝牛奶最好搭配些淀粉类食物，进而促进身体对营养物质的吸收。还要注意，虽然牛奶中的营养丰富，但是过量饮用牛奶，身体吸收不了那么多的营养，会诱发肥胖或其他疾病。

牡蛎，降下肝火头不晕

　　我们经常会听到身边的人这样说："气得我头疼。"身体虚弱的老人在承受巨大的打击或是在极度愤怒之下甚至会被气得昏过去。很多人，尤其是被高血压缠身的中年人都有这样的体会，在大怒之后迎来的就是头晕目眩、血压上升。中医认为这主要是肝阳上亢导致的。

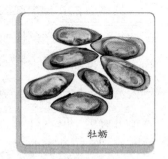

牡蛎

　　前段时间有个患者来诊所看病，他告诉我，自己是个私企的老总，每天的生活忙忙碌碌，应酬不断，身心俱疲的状态下脾气也"渐长"，动不动就对着家人和员工发脾气。之前他因为公司的一笔账目出了差错而大发雷霆，突然觉得头晕目眩，虽然及时被员工送到了急诊室，但是从那之后又有好几次头晕目眩。后来听朋友说吃些补品就能改善症状，于是买来人参、鹿茸等泡酒服用，可是没想到不仅没缓解症状，反而加重了头晕，后经人介绍找到我。

　　我看到眼前这位男士身体偏胖，挺着个"将军肚"，面红目赤，舌头发红，脉象弦数，断定他有严重的内热，为肝火旺盛的表现。肝为风木之脏，其气升发，喜条达、恶抑郁，心情烦躁或抑郁就会引动肝气暴长，导致肝阳升发太多，肝火上炎。火气上炎，人就会表现出头面热证。

　　这位患者本就肝火旺盛，之后又喝下提升阳气的药酒，导致内热更旺，肝火内灼肺胃经络。我嘱咐患者，回去之后一定要停服药酒，同时注意调整自己的情绪，尤其不能动不动就发火，之后给他

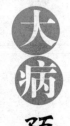
开了些清肝泻火的中药。

考虑到患者的日常应酬较多，我嘱咐他回去之后尽量以新鲜果蔬为主，避免吃大鱼大肉，油腻、辛辣刺激之品应忌食，以免加重上火症状，但是生蚝还是可以吃的，而且有助于缓解他的肝火旺盛的症状。接下来为大家推荐几款生蚝的健康食谱。

◆ 丝瓜烩牡蛎

具体做法：取牡蛎 200 克，丝瓜 300 克，姜米、葱花、精盐、胡椒粉、湿淀粉、色拉油各适量。将牡蛎洗净后放到沸水中烫一下，捞出；丝瓜刮掉粗皮，洗净，切成滚刀片；将干净的炒锅置于火上，倒入适量色拉油烧热，放入姜米、葱花爆香，倒入丝瓜片略炒，倒入适量清水，放入牡蛎，烧沸后调入精盐、胡椒粉，最后用湿淀粉勾薄芡，起锅装盘即可。

此菜肴之中的丝瓜味甘，性凉，有清热利肠、凉血解毒、活络通经等功效。牡蛎味甘、咸，性平，有滋阴补血、镇静解毒之功。二者搭配，能治心神不宁、烦躁不安、火眼等症，为夏季防暑之佳肴。

◆ 生蚝生菜汤

具体做法：取生蚝、生菜各 250 克，将生蚝用盐和生粉揉擦后放到沥水篮中洗净；生菜洗净；将锅置于火上，倒入适量高汤煮沸，放入生蚝，水开后撇去上面的浮沫，放入生菜，调入适量鸡精、盐即可。

平肝去火，滋阴潜阳，适合肝火旺盛而致的头晕目眩、烦躁不安等症。

牡蛎性寒，经常被用于平肝息风、养阴等。牡蛎有收敛、镇静、安神、镇痛等功效，经常吃牡蛎能提升自身免疫力。心神不安、惊悸失眠者经常吃牡蛎可以有效宁心安神。生牡蛎可上收下敛，能治疗头晕目眩、大便溏稀等症；煅牡蛎可除酸固涩，辅助治疗胃酸、胃痛等症。

牡蛎的营养丰富，富含蛋白锌，是非常好的补锌食品，想补锌的人可以经常吃牡蛎；牡蛎中的磷含量丰富，能促进钙的吸收；牡蛎中丰富的维生素 B_{12} 是一般食物所缺少的，它能有效预防恶性贫血；牡蛎提取物能明显抑制血小板凝集，降低高血脂患者的血脂和血液里面的血栓素 A2，利于胰岛素的分泌。能提升恶性肿瘤细胞对放射线的敏感性，同时抑制其生长。现代研究表明，牡蛎有滋润皮肤、美容养颜、健脑益智、降压等功效。

虽然牡蛎对人体有诸多益处，但还是要提醒大家注意一点，牡蛎中含有两种破坏力非常大的病原体：诺罗病毒和霍乱弧菌。其中，诺罗病毒会诱发胃肠炎，而霍乱弧菌会引发高烧、感染性休克、皮肤溃烂性水疱，甚至引发致命性败血症。

🔥 猪肝，清肝热、护双眼

猪肝是猪体内储存养料、解毒的器官，含有丰富的营养物质，为补肝血的佳品，适合各个年龄段人群食用。尤其是在干燥的季节，人容易上火，出现津液不足、目赤肿痛、视物模糊等，此时吃些猪肝即可改善上述症状。

女儿高考以前，每天埋头苦读到凌晨 1：00，几个月之后，月考的成绩虽然有所提升，但是女儿的视力却下降了很多，而且还出现了轻微的夜盲症，天色一黑就看不见东西。而且，女儿还告诉我，连续看书一段时间眼睛就会疲劳、干涩。这些情况之前我是不知道

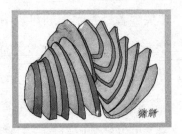

猪肝

的，直到有一天早晨，女儿焦急地跑到我的卧室，告诉我说自己的眼睛又痒又痛，我一看，眼睛已经红肿得不成样子了。

想想女儿这一段时间的生活习惯，我想她这是肝血不足、阴虚火旺导致的。由于用眼过度伤及肝脏而导致肝血不足，而肝血亏虚、津液不足易导致阴虚火旺从中医的角度上说，肝藏血，肝血与阴津可以滋润双眼，让眼睛变得更加明亮有神。用眼过度之后，肝血、津液就会消耗过度，加上女儿因为高考即将来临而焦虑，所以很容易肝火上炎，表现出严重的上火症状，眼睛干痒肿痛。我给女儿配了些清肝火的药，同时每天给她做以下这些猪肝菜肴。

◆猪肝羹

具体做法：取猪肝100克，鸡蛋2个，豆豉、葱白、食盐、味精各适量。猪肝洗净之后切成片状，放到锅中，倒入适量清水，小火煮至肝熟，调入豆豉、葱白，打入鸡蛋，加入食盐、味精调味即可。

鸡蛋、猪肝均富含蛋白质，猪肝中含有丰富的维生素A，能营养眼球，二者同食能养肝明目。

◆菠菜猪肝汤

具体做法：将菠菜择洗干净后从中间切一刀；猪肝用热水洗净之后切成小片，加少量淀粉、几滴料酒和少量酱油抓匀，之后用热水冲洗5遍，去掉异味和血水，沥干备用；锅中加入适量清水烧沸，先将菠菜焯熟，5分熟后捞出；枸杞洗净后放到热水中泡一会儿，捞出；锅中加入适量清水烧沸，放入几片生姜和所有猪肝，煮至猪肝八分熟后放入菠菜和枸杞，继续煮2分钟，调入少许盐即可。

菠菜性凉，味甘辛，无毒；入肠、胃经，补血止血，利五脏，通血脉，止渴润肠，滋阴平肝，助消化。菠菜中丰富的胡萝卜素在人体中转变成维生素A，维护正常视力和上皮细胞健康。菠菜中丰富的叶黄素、玉米黄质有很强的抗氧化作用，同时通过其强大的抗氧化性能预防眼睛老化，延缓视力减退。因此，菠菜非常适合长期在电脑前工作的上班族，可有效保护视力，预防疾病。菠菜中丰富的植物粗纤维能促进肠道蠕动，通肠导便，补肝明目，养血。菠菜与猪肝搭配能有效补血养肝、明目。

猪肝性温，味甘苦，有非常不错的补肝养血和明目功效，中医有"以形补形"的说法，意思就是说吃猪肝可以补养肝脏，进而滋养双目。气血不足，眼睛得不到阴血滋养，就会变得干涩疲劳，而猪肝是养血佳品，所以吃猪肝能滋养双眼。

现代研究表明猪肝中含有丰富的铁和磷，它们是造血的原料，而且猪肝中含有丰富的蛋白质、卵磷脂、微量元素，对孩子的生长发育、智力发育等来说大有益处。猪肝中丰富的维生素A是维持正常视觉功能不可缺少的物质，猪肝中还含有丰富的抗癌物质，因此癌症、放化疗患者可常食。

吃猪肝虽好，但是有几点注意事项还是要提醒大家的：猪肝有毒素污染，可能会引起食物中毒，买回的猪肝一定要充分清洗，之后放到盆内浸泡1~2小时；猪肝中的胆固醇、脂肪含量较高，高血压、糖尿病、高血脂等患者应慎食；烹调的过程中一定要炒5分钟以上，至猪肝完全变色、没有血丝，以杀灭猪肝中的病菌。

第四章　肝火——"火"累及肝，心烦气躁苦不堪

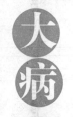
运动按摩，轻轻松松消火气

肝火盛则胃口差，按摩＋运动

　　肝有藏血之功，而且能统帅身体之血，调节血量、预防出血。肝属木，木性可区可直，条达畅达，有生发的特性，因此肝喜条达而恶抑郁，有疏泄之功。

　　脾属土，土性敦厚，能生化万物，脾又有消化水谷，运送精微，滋养四肢百骸、五脏六腑之功，是气血生化之源。人体内的基本活动都要依赖脾胃，脾胃健旺，化源充足，脏腑功能才会变得强盛；脾胃为气机升降运动之枢纽，脾胃协调，能促进、调节机体新陈代谢，确保生命活动的平衡。

　　但是木克土，也就是说，肝木过旺就会克伐脾土。因此，当你的消化系统出问题时，并不一定是消化器官本身出了问题，很可能是肝脏疏泄功能失常导致的。一旦情志不畅，肝火就会变大，易导致不思饮食。肝火旺盛，肝藏血之功就会受影响，脾胃缺乏气血，不仅不利于营养物质的吸收，而且还会使得脾胃自身防御功能降低，不能对抗外界细菌、不良因素，进而诱发胃炎、胃溃疡、十二指肠溃疡等疾病。

　　有的人经常在吃饭的时候提不起食欲，即使吃下食物也不能很好地消化，会导致肚子胀痛，经常想上厕所，但是去了又发现有便意却排不出大便，肚子更加难受；面色发黄、消瘦，就好像营养不良。上述均为肝火大的表现。对于此类胃部不适的患者来说，应当从疏肝的角度进行调理。按摩加运动就是不错的选择。

◆ 运动方法

呈站立姿势，双脚之间的距离和肩同宽，放松全身，双手放到腹部两侧，上身向后倾约30°的同时，用鼻子慢慢吸入清气，意入丹田，双手按在腹部5秒后，缓慢将腰弯成90°，双手扶膝部的同时呼出浊气，此为1遍，重复上述操作5~10遍即可。此运动方法能疏肝调脾胃。

◆ 按摩胁肋

具体按摩方法：可以按摩胁肋处，胁肋位于肝胆经脉交会的地方，每天早晚分别按揉60次。

此按摩方法有疏肝理气、清肝利胆之功。

◆ 按摩神阙穴

神阙穴位于位于脐正中。

神阙穴的具体按摩方法：将手掌放到腹部，围绕着肚脐，沿着顺时针的方向按摩50下，之后沿着逆时针的方向按摩50下。

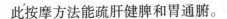

神阙穴

此按摩方法能疏肝健脾和胃通腑。

🔥 肝火旺，斑点生，按摩祛斑效果好

很多时候，脸上长痘痘很可能是肝火、胃火的外在表现，胃火导致的面部潮红会伴随着口臭、大便干、饥饿等症状，不会在冬季有显著的手脚发凉；肝火而致的面部潮红者会表现出口苦、失眠、烦躁等。

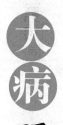

有个夏天，一位二十四五岁的姑娘来诊所看病，姑娘告诉我，自己已经被痘痘缠了很久了。的确，一进门我就发现姑娘白皙的脸蛋上有一些红红的痘痘，她告诉我说，这些豆豆不仅红，而且还发热，即使在冬季，她也能感受到脸上的热度。

听完女孩的叙述，我断定她的脸上发红发热主要为肝火郁积导致的，如果她不及时清除出自己体内的肝火，很有可能会长斑，也就是中医上所说的"肝斑"，我们平时提到的黄褐斑、蝴蝶斑。

从中医的角度上说，肝失条达，气机郁结，郁久化火，灼伤阴血，血行不畅，就会导致颜面气血失和，进而诱发"肝斑"。因此，对于这个女孩儿来说，想要改善面部状况，首先要清除肝火、疏肝郁，逍遥散就是不错的选择。逍遥散中的柴胡、薄荷是此方之中的佳品，柴胡有疏肝解郁之功，常用于肝郁气滞，柴胡用于外感发热，或邪入半表里的寒热往来及疟疾寒热等。由此我们不难看出，柴胡既能清热，又能解肝郁；薄荷同样有疏肝散气、疏散风热之功。所以，由于肝火上升导致的面部发红发热者非常适合服此药。

除了给这个姑娘开了逍遥散之外，我还嘱咐她要保持良好的心态，控制自己的情绪，同时坚持适当的穴位按摩。经常按摩油滋阴养血之功的穴位，不但能让肝脏条达通常，还能逐渐淡化面部色斑。

所选穴位包括：三阴交穴（位于小腿内侧，内踝尖往上3寸，胫骨后缘）、阳陵泉穴（小腿外侧，当腓骨头前下方凹陷处）

具体按摩方法：按摩的时候采取坐位，用拇指的指腹分别按摩这两个穴位3~5分钟，每天按摩2次。

肝火头痛，穴位按摩头更轻

"肝体阴而用阳"，肝体不足，肝用有余，风阳循经上扰清空，就会头胀痛而眩；"气有余便是火"，肝气久郁化火，火性上炎，就会导致头部阴阳气血逆乱，出现头痛筋掣，烦躁易怒。其实，肝阳上亢和肝火伤阴，临床上只是轻重之别，而本质是一样的。

前一阵子，一位48岁的女士来诊所看病，她说也不知为什么，自己最近一段时间看什么都不顺眼，看什么都有气，常常发火，而且每次发火都会没有休止，发火的同时经常伴随着头痛。家里人都躲她远远的，就连老公下班之后也不愿意直接回家，生怕一不小心"踩到炸药包"。家里人都说她这是更年期症状，让她去看看中医，后来经朋友介绍来到诊所。

经过一番诊断之后，我得出的结论是——她的肝火太盛，头痛也是肝火盛导致的。肝火一起，火性上炎，就会使得血郁在头部，无法养脑，因此会表现出头晕、头痛。经络为人体中运行全身气血，联络脏腑肢节，沟通上、下、里、外的网络系统，只有经络畅通，人体内的各项生理活动才可顺利进行。中医上有句话叫"痛则不通，通则不痛"，治疗头痛也是如此，畅通气血的功效，头自然就不痛了。肝经上的经络有非常好的解郁结、畅通气血的功效，接下来就详细地给大家介绍一下肝经上的穴位。

大敦穴（位于大脚趾甲根边缘约2毫米处）有舒经活络、通瘀止痛之功；太冲穴（足背侧，第1、2跖骨结合部之前凹陷处）有疏肝利胆、息风凝神、通经活络之功；行间穴（足背侧，第1、2趾间）有调理肝肾，清热熄风之功；中封穴（位于人体足背侧，足内踝前，商丘穴和解溪穴连线间，胫骨前肌腱内侧凹陷处）有疏肝利胆、通经活络之功；蠡沟穴（小腿内侧，足内踝尖上5寸，胫骨内侧面中央处）有疏泄肝胆、调经利湿之功；中都穴（位于内踝上7寸，胫骨内侧面中点或胫骨后缘处）有疏肝理气、消肿止痛、调经通络之功；膝关穴（小腿内侧，胫骨内髁后下方，阴陵泉后1寸，腓肠肌内侧头上部）有散寒除湿，通关利节之功；曲泉穴（膝内侧横纹头上方，半腱肌、半膜肌止端前缘凹陷处）有散寒除湿、舒筋活络之功；阴包穴（股骨上髁上4寸，股内肌和缝匠肌之间）游戏疏肝调经、清热利湿之功；足五里穴（大腿内侧，气冲直下3寸，大腿根部，耻骨结节下方，长收肌外缘处）有疏肝理气、清利下焦之功；阴廉穴（穴位于人体大腿内侧，气冲穴直下2寸，大腿根部，耻骨结节下方，长收肌外缘处）有疏肝调经、通经止痛之功；急脉穴（位于人体耻骨结节外侧，当气冲穴外下腹股沟股动脉搏动处，前正中线旁开2.5寸处）有疏肝理气、通络止痛之功；章门穴（位于腋中线，第一浮肋前端，屈肘合腋时肘尖正对处）有疏肝健脾、化积消滞之功；期门穴（位于胸部，乳头直下，第6肋间隙，前正中线旁开4寸处）有疏肝理气、健脾和胃之功。

上述穴位皆为肝经上的穴位，这些穴位的共同特点就是有疏肝的作用，可以推按、针灸、刮痧、拔罐，无论采取哪种方法，只要操作正确，就会对肝脏有益。

接下来为大家介绍几种按摩方法，以缓解肝火旺盛引发的头痛症状。

◆ 推肝经

平躺在床上，放松全身，双腿自然伸直，先用右脚脚掌底贴左脚内侧大腿根部，由大腿根内侧慢慢向下推到脚内踝，力度为自己觉得舒服就可以了。连续推10遍，之后用左脚脚掌底推右腿肝经，双腿可反复交替进行。

推肝经的过程中不仅能通肝经、泻肝火，而且能刺激肾经之原穴补肾，肾水生肝木。肝主筋，一旦肝经出问题，就会出现酸软症状，如阳痿、痔疮等。因此，推肝经可以在治愈头痛的同时辅助治疗其他疾病，即使没有其他疾病，也可以助肝脏气血运行，保养肝脏。

按摩太阳穴

太阳穴位于耳郭前面，前额两侧，外眼角延长线上方，两眉梢后凹陷处。工作疲劳，看电视或躺下了休息的时候就可以按摩这个穴位。这种按摩方法没有时间和地点的要求，操作简单而随意。

长时间连续用脑之后，太阳穴处会产生重压或胀痛感，此即为大脑疲劳的信号，此时按摩太阳穴即可轻松缓解头痛。按摩太阳穴的时候要集中注意力，放松心情，调匀呼吸。集中意念，气血循环顺畅起来即可减轻头痛症状，此时

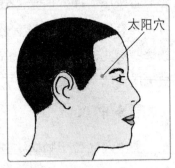

太阳穴

按摩与心理结合起来治疗疾病，坚持一段时间即可治愈头痛。

🔥 肝经瘀滞引腰痛，正确按摩疼痛消

很多时候，当我们出现腰痛时会以为自己肾虚了，其实不一定，因为腰痛症状的不同，其诱因也是不同的。有的人腰部一侧或两侧疼痛，不过并不影响日常活动、走路；有的人腰痛如同针扎一般，不敢动，一疼起来剧痛难忍，这两类都是肾脏疾病或久坐、久站导致的。而有的人的腰痛会连累胁腹胀满，忽聚忽散，此即为肝经之病。

想根除肝火，一定要注意治疗肝经疾病，治疗肝经疾病，缓解腰痛症状，可以通过穴位按摩来完成。

按摩太冲穴

太冲穴（位于足背侧，第1和第2趾跖骨连接部位中）为解肝郁的要穴，它是肝经之原穴。取穴时采取正坐或仰卧姿势，用手指沿着大脚趾和次趾夹缝向上移压，压到可以感觉到动脉应手即为此穴。

具体按摩方法：用拇指指腹按住太冲穴，下压，缓缓加力，按住 1 分钟；之后缓缓收力，放开，反复指压太冲穴，每只脚按压 3～5 次。按揉时力度稍微大些，至产生酸胀感甚至胀痛感。若按压太冲穴时产生压痛感，说明太冲穴肯定是有问题的，若没有产生上述感觉也应多按摩一会儿，因为麻木、气血不通等可能会导致无压痛感。按摩结束之后适当和喝些水。

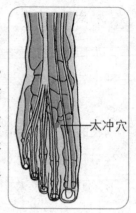

太冲穴

按摩委中穴

委中穴（位于腘横纹中点，肱二头肌腱和半腱肌腱中间，也就是膝盖内侧中央）是治疗腰间痛的要穴，凡是腰背病症都可以通过委中穴来治疗。此穴的经期最强，入脏最深，因此感传效果最佳。按摩或艾灸此穴能有效治疗腰痛。

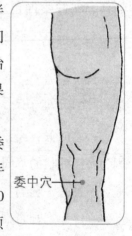

委中穴

具体按摩方法：用双手拇指指端按压两侧委中穴，一压一松为 1 次，重复按压 10～20 次；双手握空拳，用拳背有节奏地叩击此穴，连续做 20～30 次；将双手拇指指端放到两侧委中穴上，沿着顺时针和逆时针的方向分别按揉 10 次，搓热双手手掌，用双手掌面来回按摩委中穴 36 次。

按摩保健很重要，但是日常情绪的调节、饮食的合理、生活的规律对于腰痛的防治也是非常重要的。比如，对于从事白领一族来说，长时间坐在椅子上难免会腰痛，此时就需要在忙碌一阵之后记得站起身来走一走，条件允许的话可以蹦几下，这些小动作都能提升腰部肌肉耐力。

第五章　肺火

—— 肺受『火』扰，感冒咳痰少不了

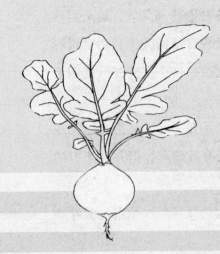

肺火上升，皮、毛、内部出问题

🔥 **顽固性便秘，找"肠"更得找"肺"**

从中医的角度上说，肺和大肠互为表里，只有保持肺气宣畅，大肠传导糟粕之功才会顺畅。

肺主宣发肃降，大肠主传化糟粕，二者之间关系密切，通过经脉之络属构成表里关系。肺气制宣素利于大肠传导功能的发挥，糟粕排出通畅，大肠传导正常，利于肺气制肃降。《医经精义·脏腑之观》上有记载："大肠之所以能传导者，以其为肺之腑，肺气下达，故能传导。"病理上，二者之间相互影响，若肺失清肃，津液无法下达，就会出现排便困难。肺气不降，大肠气机郁滞通降失常，传导失职，糟粕内停，就会出现便秘。反之，如果大肠内有实热，腑气不通，就会影响肺之肃降，产生胸满、咳嗽等症。二者互为因果。

曾经有位顽固性便秘的患者，用过各种通便药无效，后来偶然的一次感冒服用感冒清热冲剂之后，她发现自己的大便竟然变得顺畅了，从那之后她便通过感冒清热冲剂通便。这个案例充分证明了中医上"肺和大肠互为表里"这一观点。

通常情况下，人们会把便秘和上火联系在一起，认为自己出现的便秘症状是上火导致的。的确，上火会导致便秘，但并非所有的便秘都是上火导致的。

很多人在自己出现便秘症状的时候会选择苦瓜、凉茶、泄叶等寒凉药物，甚至有些医生也会开出三黄汤这样的药物，疏不知很可能会让身体"冷"得排不出大便。

服用过多寒凉药物或食物之后，身体中的阴气就会上升，阴气久积后就会导致下焦阴虚，进而生火。阴虚之火易将身体中的水分蒸干，进而导致肠道环境干燥，不利于大便排出，这样一来大便会更加干燥，最终导致干硬难解。在这个过程中，干燥的大便会缩小，导致人难以产生排便感，等到积少成多产生排便感时，大便已变得干硬，难以排出了。

而且，阴气浓重、阴虚火旺还会把人体中的津液蒸干，津液为人体的生命之水，它和水不一样，能真正滋润人体，津液的减少在让大便更干燥时还会导致人体肠道内环境干燥。此时肠道为了正常运作会吸收大便里面的水分，大便里面的水分本身有毒，会危害人体健康，大便就会更加难排出，顽固性便秘更难治疗。

很多顽固性便秘患者本身气血亏虚，气血亏虚、阴阳失衡的身体没有足够的能量排出大便，所以即使大便不干燥也只能待在身体中，而且要忍受阴虚之火的蒸灼。想治疗顽固性便秘，首先要做的就是滋阴润肺。

如果顽固性便秘是由于受寒凉食物、药物侵害，阴火导致的，想解决这个问题应当从扑灭阴火着手，而要扑灭阴火就要滋阴。滋阴壮阳、滋养津液时可选择六味地黄丸、附桂地黄丸等，它们都有滋阴清虚热、健脾固肾精、去除体内邪水、泻阴中伏火、助身体运化利水的作用，能够为肠道创造良好的排便环境。

此类患者还要注意平时多吃一些入肺经、清肺火的食物，如甘蔗、柿子等，同时配合适当的水分、膳食纤维、润肠食物的摄入，如此即可运送大便、滋润肠道环境。

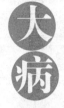

大病预防先去火

脸上为什么会长痘痘？有的人回答是青春期的激素在作怪，有的人回答说是胃火在作怪，有的人回答说是过敏导致的……但是你知道吗？肺火也会导致痘痘袭面。

前段时间有个小姑娘来诊所看病，一进门就唉声叹气的，我问她哪里不舒服，她指了指自己的脸颊，说了句"青春痘"。小姑娘告诉我，自己之前的脸颊白皙带着红润，光洁无痕，可是现在却痘痘丛生，开始还以为长不了几天就能痊愈，也就没放在心上，可是现在，不仅没痊愈，反而越来越严重了。

从中医的角度上说，肺主皮毛，开窍于鼻，所以肺火旺盛很容易长痘痘。我看都眼前这个女孩儿脸上的痘痘大部分分布在鼻子和右脸颊，因此断定她出现的痘痘和肺火有很大关系。肺内火旺，津液无法顺利流通，皮毛孔则易被堵住，如此一来，热毒就会积聚于皮毛孔内，久而久之就起了痘痘，痤疮不仅影响容貌，而且会影响到人的心理，长了痤疮之后一定要积极治疗。

我给那个女孩儿推荐了一款有请肺泄热、去湿之功的药膳——百合连翘菊花汤。

具体做法：百合30克，连翘15克，杭白菊10克，冰糖20克；先将百合洗净，之后和连翘、白菊花一同放入锅中，倒入适量清水，煮沸15分钟之后调入冰糖，搅拌至冰糖溶化后，过滤留汁。代替茶来饮用，即可清肺解毒、除痘。

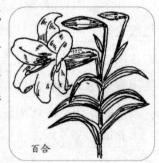

百合

除了食疗方之外，我还嘱咐她回去之后每天按摩合谷穴（位于大拇指和食指的虎口间，拇指食指像两座山，虎口就像山谷）。合谷穴属于手阳明大肠经。具体按摩方法：指压的时候朝小指方向用力，而并非垂直手背直上直下进行按压，经常按摩合谷穴能让合谷穴所属大肠静脉循行处的组织、器官疾病得到减轻或消除。

除了按摩的方法外，还可以通过拔罐、刮痧等方法治疗。采用拔罐法时可以选择大椎穴（第7颈椎棘突下凹陷中）、委中穴（位于人体的腘横纹中点，股二头肌腱和半腱肌肌腱中间）；刮痧时可以选择三焦俞（位于第1腰椎棘突下，旁开1.5寸处）、合谷、肝俞（背部，第9胸椎棘突下，旁开1.5寸处）等穴。不管采用哪种方法治疗，目的都是打通肺部经脉，静脉一通，肺经内的热就会被流通的气血带走，脸上的痘痘自然能消。

服药的同时还要注意外部肌肤的护理，可以将中药白果洗净后切开，用其切面涂抹痤疮处；也可以先将白果放到75%的酒精里面浸泡1周，之后把泡好的白果拿出来磨碎，涂在患处。

治疗期间的饮食调理液是必不可少的，患者应当忌食辛辣刺激之品，多吃些有清凉储热、生津润燥之功的食物，如猪肺、鸭肉、蘑菇、芹菜、梨等。还应注意确保睡眠的充足，因为我们的皮肤也是有生物钟的，到了夜间若无法正常入睡，皮脂腺的活动就会延长，进而刺激皮质过量分泌，就出现了青春痘。因此，平时一定要养成良好的休息习惯，每天确保8小时左右的睡眠，在22：00之前上床入睡。

长时间熬夜的人不仅容易长痘，而且脸色一般不是很好，容易导致内分泌失调，皮肤细胞会由于缺乏足够的自身修复时间而出现皮肤病。因此，即使是为了健康和容貌也不应该熬夜。

第五章　肺火——肺受『火』扰，感冒咳痰少不了

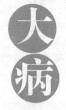

穿得太多，当心"寒包火"

脾胃属土，肺属金，而土生金，一旦土出了问题，就会殃及金，也就是说，脾胃生了火，肺也一定会生火。

中国有句古话叫："想要小儿安，三分饥与寒。"老一辈的人都知道，摸摸孩子的手心热了，就知道孩子吃多了积食了，有胃火，稍不留神就会转成肺火，此时孩子很容易患气管炎、肺炎。

此外，给孩子穿盖太多也是导致孩子生肺火的原因之一。现在家庭独生子女的居多，家长都不知道该如何爱孩子才好，白天给孩子穿厚厚的衣服，晚上给孩子盖厚厚的被子，在这种情况下，孩子反复发作呼吸道感染疾病，最后经过检查、诊断才发现，是"捂"出来的。

穿衣和肺火之间有着密切的关系，因为肺主皮毛，而与皮毛直接接触的就是衣服。有时候我们会发现在自己的脸或后背、前胸的地方长出了很小的粉刺，实际上这就是肺火导致的，想要将其根治，首先要做的就是清肺火。对于此类患者，我通常会推荐她们和芹菜梨汁，尤其是春季气候干燥的时候更要多喝一些，可以减少粉刺冒头，梨、芹菜都入肺经，有清肺火、补肺阴之功，阴足了，火也就降下去了。

皮肤的主要作用就是呼吸、散热，衣服穿的太多或者室内温度太高，皮肤的呼吸、散热功效就会受阻，热无法散出去，郁在身体之中就成了肺火。肺火最易引起感冒症状，而且比普通感冒严重。人着凉时的毛孔紧缩关闭，用中医的话来说就是"表气被束缚"，内火散不出去，感冒就会更严重。

现代人的感冒有个特点"寒包火"，意思就是说，外面受了寒，

150

体内却有火。人上火和自然界有着共同点——燃烧，就是会发红发热。此类患者的鼻涕和痰通常都是黄色的，甚至清晨会咳出棕红色的痰，这是明显的肺火表现。之所以会咳出这样痰液，主要是肺内、咽喉部的分泌液被浓缩导致的。

"寒包火"类型的感冒症状的主要表现包括：发热，全身皮肤发紧，汗少，此为表寒；同时还伴随着大便干、嗓子痛、呼吸时能感觉到呼吸道发热、痰和鼻涕发黄发红、舌质红、经常口渴咽干等症，此为内火。

治疗"寒包火"型感冒时，通常会用感冒清热冲剂或通宣理肺丸，让身体微微发汗，进而发散体表的寒气，即"解表"。同时配合黄连上清丸或黄连口服液一类的药物，清内火的同时缓泻，做到内外兼顾，有效清除病灶。

🔥 肺火袭来，刺破手指

肺为娇脏，易受外邪侵袭，之后表现出嗓子痛、扁桃体发炎、咳嗽、气管炎、肺炎、流感等症。

前段时间有个孕妇到诊所里来看病，她已经怀孕 4 个多月了，她告诉我，自己经常上火。这主要是因为怀孕早期体重增加所致，大量脂肪的堆积为上火提供了便利条件，再加上她本身就容易上火，每年扁桃体都会被感染几次，表现出发热、嗓子痛、头痛等。

我们都知道，孕妇是不能随便用药的，这一次她又出现了上火症状，扁桃体发炎了，是典型的肺火，可却不敢吃药。忍了几天实在难受，就来到诊所，问我有没有什么办法可以不用药就帮她解决病痛。

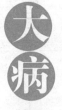

我让她闭上眼睛，在她的少商穴（位于手指，拇指末端桡侧，指甲根角侧上方0.1寸处）、商阳穴（食指桡侧，距指甲根角0.1寸处）上用三棱针扎了两针，滴出几滴血，之后嘱咐她回去之后喝上一杯冰糖梨水，安安稳稳地睡个午觉。下午时，那位孕妇又来到诊所，高兴地告诉我说自己的咽喉痛症状已经减轻很多了，我让她回去之后多喝点水，过不了多久扁桃体炎就会消失。

少商穴为肺经之井穴，商阳穴为大肠经上的穴位，刺少商穴就是在清肺火，刺商阳穴就是在通便，将肺经之火通过大肠排出体外。三棱针点刺这两个穴位放血，能有效治疗急性咽炎、扁桃体炎。

还可以通过刮痧的方法清肺火。由后背督脉的大椎穴（第7颈椎棘突下凹陷中）开始，一直从上向下刮到至阳穴（第7胸椎棘突下凹陷中）。大椎穴有非常好的清热解毒功效，用力刮几下，刮至此处发红即可。若肺火严重，很快这个穴位就能刮红出痧。出痧之后多喝点水，以免刮痧处着凉，喝水之后睡个好觉，醒来之后就会觉得一身轻松。

通常情况下，这种去火刮痧应当在以前刮痧消退之后再刮，已出的痧通常在5～7天消退，等到痧消退、摸着不是很疼时可二次刮痧。

这两种方法非常适合上火的孕妇，这些方法不仅有效，而且不会对孕妇和胎儿产生伤害，有益孕妇和宝宝的健康。

🔥 秋燥咳嗽，对症用药

到了秋季，天气转凉，空气变得燥起来，很多人会在这个季节出现咳嗽的症状，不仅白天咳，晚上也咳，有时候咳嗽得直不起腰来，平时不敢大声说话、不敢大笑，总是怕一张口就咳嗽得没完没了。是病毒引起的吗？还是感冒引起的？消炎药吃了，怎么不管用呢？

去年秋天，有位老人来诊所看病，他告诉我，自己已经咳嗽有一段时间了，而且每次咳嗽都非常厉害，脸憋得通红，呼吸的时候要大口喘气。吃了些消炎药，但是没有效果，趁着儿子周末休息赶忙到诊所来看病。我给老人把了把脉，诊断之后告诉他这是肺火太大导致的咳嗽。

肺火可能是由于气候骤然变化，身体无法适应导致的，也可能是疲倦过度，消耗体内大量阴液，导致肺火亢盛所致。这两种情况很容易发生在老年人身上。主要症状包括：呼吸气粗、高热烦渴、咳吐黄稠痰，甚至痰中带血。治疗肺热导致的咳嗽首先要清肺火。我给老人开了羚羊清肺丸，同时嘱咐他回去之后配合吃一些煮荸荠。

肺与秋季相对应，因此秋季时肺的制约、收敛之功强盛，秋季虽然天气凉爽，但与之同到的是秋燥，很多人会在这种情况下口干、皮肤干，出现燥热。由于燥邪伤人，容易伤及体内的津液，津液耗损，就会表现出"燥相"。肺之阴津不足，就会表现出鼻咽干燥、声音嘶哑、干咳少痰、口渴便秘等症状。

那究竟该如何在秋季养阴防燥，避免秋燥症状的出现呢？秋季可以适当吃些芝麻、蜂蜜、银耳等柔润的食物，以及梨、葡萄等水分丰富，有滋阴润燥之功的水果。

秋季时，没事多出去走一走，呼吸呼吸新鲜空气，不要因为屋外的一片萧条而把自己关在家里"与世隔绝"，也不要悲秋黯然伤神，因为消极的心情是不利于身体健康的，应当懂得如何积极地调节自己的情绪，让自己变成健康、快乐的人！

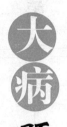

大病预防先去火

食养肺，肺好颜美不咳嗽

清热滋阴，远离肺燥

秋季气候干燥，而燥首先会伤的就是肺，因此，秋季的咳嗽通常都是干咳无痰，之后口干舌燥，那么秋季要如何润燥呢？

现代人一天到晚忙忙碌碌，早上要么饿着，要么抓起零食胡乱吃上两口；中午下馆子、定外卖；晚上有的为了减肥不吃了，有的随便吃点街边小吃了事，有的随便吃两口饭还要继续加班工作……

工作忙碌可以理解，但也不能不顾身体健康，如果长时间这样透支自己的健康，很容易生出疾病，到时候想专心工作都不可能了。

为了防秋燥，可以每天吃点银耳汤。早上上班之前把银耳、干百合分别放到冷水中泡发，晚上下班之后将银耳和百合一同放入锅中炖煮熟，调入适量冰糖即可。连续吃上几天后你就能感觉到干燥症状得到了显著的缓解。

沙参玉竹鸭汤也是非常不错的润燥之品，能滋养我们的肺胃。趁着周六日的时间到药店买 15 克沙参，20 克玉竹；再去市场买来一只鸭子，切取一半，放到沸水肿焯一下，去掉血水，之后与沙参、玉竹一同放到沙锅内，倒入适量清水煲至鸭肉熟透、汤汁浓稠，调入少许盐即可。

沙参、玉竹都入肺胃经的养阴药，经常用来治疗咳嗽、嗓子干痛等症。煲汤的时候不要加任何调料，汤好之后调入少许盐调味就可以了。此汤适合燥热难耐的时候服用，因为沙参和玉竹都有滋阴、清热之功，鸭子性偏凉，与沙参、玉竹搭配，平补之功稍能清热。

为了避免加重秋燥症状，立秋过后应当尽量少吃葱、姜、蒜、韭菜、辣椒等辛味之品，少吃烧烤，立秋之后可是当吃些芝麻、蜂蜜、荸荠、萝卜、梨、莲子等柔润之品。

还有一款冰糖梨汤，也是清除肺热的佳品。前段时间，一个朋友来诊所看病，他告诉我，自己总觉得鼻子到喉咙处有东西堵住，经常咳嗽，而且能咳出痰来，尤其是睡觉的时候，甚至被憋得喘不上气来，身体发热，脑袋发昏。最开始还以为自己感冒了，服了些感冒药，喝了大量的水，但是症状并未得到缓解。

我知道我的这个朋友是个出了名的"酒鬼"，就问他这段时间有没有喝酒，他不好意思地点了点头，我又问他："那下酒菜是什么？"朋友回答道："都是从外面买回来的烤串、炸鸡什么的，前几天喝完酒回家睡觉，晚上忘记给空调定时了，就有点发热咳嗽，而且流鼻涕。"

通过他的叙述，我断定他这是肺热导致的咳嗽痰多，身热头昏。由于过食辛辣油腻之品，再加上爱喝酒，导致他身体中的内热蓄积，被风邪入侵，内外夹攻，导致热邪犯肺。想要平息肺火，仅仅靠去除风邪是不行的，还应当注意清肺热。我告诉朋友，想要治愈他所出现的病症，必须要纠正饮食习惯，不能再吃辛辣油腻食物，同时注意吃些新鲜果蔬，少喝酒，胃口不好可以熬些冰糖梨水来喝。

具体做法：梨1个，冰糖适量，将梨洗净之后对切，掏出梨核，带皮切块，放到锅内，倒入适量清水，煮沸后调入冰糖，继续煮半小时左右即可。

此汤之中，不仅梨能清除肺热，冰糖也是清肺热的佳品。冰糖性平味甘，有非常好的补中益气、止咳和胃之功，将冰糖与梨同煮，能有效治疗肺热咳嗽、痰多、气喘、肺虚等症。不过冰糖是以白砂糖为原料，重新结晶制成，因此糖尿病患者不能吃冰糖。

🔥 秋梨，滋阴润燥清肺热

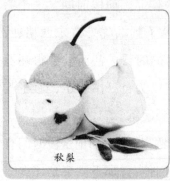

秋梨

到了秋季，天气渐渐转凉，万物开始衰败，昼夜温差开始变大，雨水逐渐减少，暑湿之气已经不见，干燥开始浮现。人们享受着秋季的凉爽和丰收的喜悦时，还应当严防秋燥通过口鼻、呼吸道、皮肤侵入人体，其表现为皮肤干燥、便秘、口鼻咽干、干咳少痰等。

秋燥对肺的伤害较大，所以秋季要适当吃些能润肺生津的食物，梨不仅有非常不错的润燥功效，并且食用方法简单，能做药膳也能直接吃，每天坚持吃一定量的梨，即可有效治疗秋燥。

梨味甘，性凉，入肺经和胃经，有生津、润燥、清热、化痰的功效，因此一直被列在润燥药食之列。中医认为，梨生吃能去实火，明显缓解上呼吸道感染患者表现出的咽喉干、痒、痛、声音哑、便秘、尿赤等症；熟吃能去虚火，滋阴润肺，止咳去痰，治疗肺热咳嗽和喉咙痛。用生梨、糖、蜂蜜熬制而成的秋梨膏能有效治疗肺热咳嗽。

秋季之燥邪最容易伤及肺脏，因为肺喜润恶燥，对干燥很敏感，因此很多人到了秋季会不由自主地咳嗽，不过这种咳嗽多为燥性咳嗽，而并非着凉所致。这种情况下吃感冒药是没有效果的，还可能会加重咳嗽症状。此时应当多喝水，吃些有润肺之功的瓜果。

秋燥之燥可以分成温燥和凉燥两种。初秋时，暑热尚未退尽，秋阳燥烈，受邪者多为温燥；到了晚秋，秋风萧瑟，周围一片肃杀，此时易感受凉燥。温燥者的主要表现包括咽干鼻燥、干咳少痰、舌苔黄、舌尖红，应当以清热润肺为主要的治疗方法；凉燥的症状和感冒差不多，但是没有痰，治疗时应当以润肺散寒为主。梨是润燥生津之品，不管温燥还是凉燥，每天吃两个梨都可以有效缓解，可以针对秋燥表现出的不同症状来选择不同的食材或药材与梨搭配，通常能起到事半功倍的效果。

◆ 温燥——川贝炖梨

具体做法：取梨1个，川贝母3克，冰糖适量。在梨把处环切，去掉梨核，川贝粉、冰糖粉装到掏空的梨内，盖上切下的梨把，放到炖盅内，隔水炖半小时，温服，每天吃1个。

此梨膳有清热润燥、化痰止咳之功，非常适合老人、孩子出现的燥咳、久咳。

◆ 凉燥——自制秋梨膏

具体做法：取秋梨2个，大枣6枚，老姜30克，冰糖、蜂蜜各适量。将梨洗净之后去皮，放到擦板上擦成梨蓉；大枣蒸熟之后切成条状，生姜去皮之后切成片状；买一大块冰糖，之后用刀柄将其砸碎；将上述材料一同放到锅内，开大火煮沸之后转成小火继续煮半小时，关火。找一块干净的纱布，将锅内所有的东西都倒进去，挤出里面的汁液，倒回锅内继续开小火煮1小时左右至黏稠即可。晾凉之后调入1勺蜂蜜，调和均匀，放到冰箱内冷藏，随吃随取。每次取2勺放到干净的杯子内，倒入适量温开水调和均匀即可。

梨润肺，枣补血，姜暖胃，蜜养神，是秋季滋补之佳品。

梨是性凉多汁的水果，脾虚便溏、慢性肠炎、胃寒病、寒痰咳嗽、外感风寒咳嗽、糖尿病患者均忌食。女性生产过后也忌食生梨。女子月经来潮期间、寒性痛经者都忌食生梨。

荸荠，养肺去痰清热生津

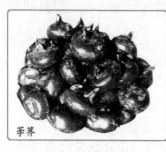

荸荠

如今，不管春夏秋冬，只要是你想吃的食物，就一定能吃到。冬天吃夏季果蔬，北方吃南方果蔬的大有人在。在这种情况下，那些常见的本地果蔬在无形之中被我们忽略了。

前段时间老家有个朋友过来探望带了一兜荸荠，当天就把它煮了来吃，久违的荸荠散发阵阵清香，吃到嘴里味甜多汁，清脆可口，可是饱了一次口福。

荸荠又叫马蹄、水栗、地梨等，是多年生宿根性草本植物，表面光滑有光泽，紫红色或黑褐色，生长在池沼之中，可以作水果，也可以作蔬菜食用，深受人们的喜爱，北方人称其为"江南人参"。

从中医的角度上说，荸荠的球茎性味甘寒，有清热止渴、生津润燥、利湿化痰的功效。主要用来治疗热病、伤津烦渴、咽喉肿痛、口腔炎、湿热黄疸、高血压、小便不利、麻疹、肺热咳嗽、痔疮出血等症。《食疗本草》中有记载："荸荠，下丹石，消风毒，除胸中实热气。可作粉食。明耳目，止渴，消疸黄。若先有冷气，不可食，令人腹胀气满。小儿秋食，脐下当痛。"生活中也有很多人通过喝荸荠水来止咳嗽、治嗓子痛。

中医认为，喑哑、咽痛等症都是外界燥邪犯肺、津液耗伤、肺失滋润导致的，所以要从滋养肺阴、清除燥邪着手治疗。面对此类患者，我经常会给他们推荐荸荠汁或将荸荠煮熟后直接吃，每天吃几次，每次吃五六个。

现代研究表明，荸荠中富含维生素、矿物质，能促进人体生长发育、维持生理功能，对儿童的骨骼发育有很大好处。并且，荸荠还能防治流感，呼吸道感染较多的季节吃鲜荸荠能有效防治流行性脑脊髓膜炎、麻疹、百日咳、急性咽喉炎等症。

接下来给大家介绍一道荸荠美食——荸荠玉米甜汤。具体做法：荸荠8个，玉米1根，银耳1朵，莲子、大枣各6粒，冰糖少许。将银耳放到清水中泡发，去掉跟蒂后洗净，撕成小朵；莲子放到清水中浸泡15分钟备用；大枣用小刷子洗净之后放到清水里浸泡15分钟，备用；玉米切成小段；荸荠洗净后去皮；将上述材料一同放到锅中，倒入足量清水，开大火烧沸，之后转成中小火继续煲40分钟左右就可以了。

此膳食有消食积、化痰、清热生津、健脾、利水、去湿、润肺、辅助降血脂、辅助降血压等功效。

不过提醒大家注意一点，荸荠虽好，但是其性寒，不容易被消化，吃得太多易出现腹胀。儿童、消化功能弱者不宜多吃，脾胃虚寒者慎食。食用前要先去皮或将其洗净。荸荠长于水田之中，皮上聚集着大量有毒有害的生物排泄物、化学物质，荸荠上还可能有寄生虫，吃了没洗净的带皮荸荠易感染疾病。

柿子，清肺泻火就找它

柿子是浆果类水果，味道甜美，深受大众的喜爱。中医认为，肺为娇脏，喜润恶燥，不耐寒热，一旦有风热燥邪侵袭，或者肝火上逆，就会损伤肺脏，导致肺失清肃，血溢脉外，出现咯血。想改善这种情况，应当从清肺泻火、滋阴止血着手。柿子性寒凉，刚好能清热、润肺、止血。

前段时间有位慢性支气管炎患者来诊所看病，他告诉我，自己经常干咳，不过却没什么痰液，而且觉得嗓子发干，五心烦热，咳嗽严重的时候痰中带血。我询问了一下他的饮食习惯，他告诉我，现在天

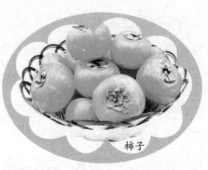

柿子

气热，他几乎不吃家里的饭，每天买上几串羊肉串，喝两瓶冰镇啤酒度日。我看到他的舌尖发红，舌苔薄黄，脉数，断定他这是燥热伤肺导致的，和他的不良饮食习惯有着密切关系。

羊肉性燥，再加上烤羊肉串的时候用各种辛辣调料，烤炙的过程本身生火，导致肺阴虚内燥，肺缺乏阴血之滋润，因此肺失肃降，导致肺火上炎，表现出咯血、五心烦热等症。我告诉他，想要根治他的慢性支气管炎，首先要做就是改善他的饮食习惯，平时可以吃些用柿子烹调而成的食疗方辅助治疗疾病。

◆罗汉果炖柿子

具体做法：将罗汉果、柿子洗净之后，罗汉果捏碎，柿子去皮、核，冰糖打成屑；罗汉果、柿子、冰糖屑一同放到炖锅中，倒入适量清水，放到大火上烧沸，之后转成小火炖煮 25 分钟即可。

此药膳有清热润肺、凉血止血之功，适合肺热干咳或咯血的患者服食。

◆柿子茶

具体做法：取鲜柿子 30 克，绿茶 3 克，白糖 10 克，将柿子放到

锅中煎煮，用其煎煮液泡茶饮用即可。

此茶有清热止渴，润肺去痰，降压止血之功。

柿子性寒，味甘、涩，归肺经，性涩能收，因此有健脾涩肠之功。柿子蒂、柿霜、柿叶均有一定的药用价值。柿子有润健散结、止渴生津、清热去燥之功，能治疗大便干燥、痔疮出血、喉咙肿痛等症，经常用来治疗慢性支气管炎、高血压、动脉硬化等症，是天然的保健品。

柿子的营养价值也非常高，其维生素含量是普通水果的1倍多，一天吃一个柿子所摄取的维生素C能满足一天对维生素C需求的一半。柿子还能在一定程度上预防心脏病，是有益心脏健康的佳品。柿子中含有丰富的碘元素，可有效预防甲状腺肿大，其所含的果胶有润肠通便的功效，不仅能预防便秘，还有减肥的功效。新鲜的柿子通常带有涩味，经过催熟之后涩味就会消失，变得甜腻可口。

柿子虽好，但不宜空腹吃，因为柿子中富含果胶、鞣酸，它们会和胃酸发生化学反应，生成难溶解的凝胶块，易形成胃结石。空腹吃柿子，大量的柿胶酚、红鞣质收敛剂和胃酸凝结成硬块，形成"柿石"，易诱发恶心、呕吐、胃溃疡，甚至胃穿孔等。而饭后吃柿子则不易形成"柿石"。此外，柿子不宜和鱼、虾、蟹等同食，否则会加重胃酸。糖尿病患者不能吃过多的柿子，否则会加重病情。

🔥 枇杷，清除肺热去痰咳

枇杷又叫芦橘、金丸、芦枝，成熟的枇杷味道甜美，营养丰富，含有各种果糖、葡萄糖、钾、磷、铁、钙以及维生素A、维生素B、维生素C等。一到夏季，黄澄澄的枇杷挂满枝头，取一颗吃下，酸甜可口。

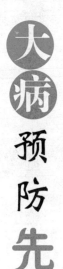

大病预防先去火

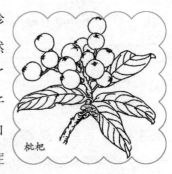

枇杷

前段时间，有个20出头的女孩儿来诊所看病，她告诉我，自己不知怎么地突然嗓子肿痛、干咳不止，吃饭、说话都受了影响，有时候咳嗽得厉害了还会觉得嗓子有血腥味，晚上睡不踏实，经常觉得胸口发热。经过一番诊断，我断定她出现的症状是肺热导致的，于是给她开了些清除肺热的药方，同时嘱咐她回去之后熬些枇杷冰糖饮来喝，能辅助治疗她所出现的扁桃体炎。

具体做法：取枇杷50克，冰糖5克，将枇杷去核之后洗净，放到锅内，倒入适量清水熬煮，调入冰糖继续煮半小时，饮其汁。

枇杷性凉，味甘酸，有去痰止咳、生津润肺、清热去火等功效，能治疗咽干烦渴、咳嗽吐血、呃逆等症。

接下来再为大家推荐两款枇杷药膳，有助于日常保健和疾病的防治。

◆ 川贝枇杷膏

具体做法：枇杷1500克，川贝母3克，冰糖280克。将枇杷去核之后取果肉，洗净，沥干水分，放到料理机内打成果浆，将打好的果浆倒入搪瓷锅内，开中火加热至冒泡，调入冰糖，转成小火慢熬，用木勺不断搅拌；用勺子舀出少许泡沫，等到水分快熬干时，放入川贝继续熬一会儿，至成膏状即可。晾凉后装入开水烫过的密封玻璃瓶内，放到冰箱里，吃的时候直接舀一勺。

此药膳有润肺、消食、防感冒等功效

◆ 枇杷银耳糖水

具体做法：取枇杷10个，银耳20克，干百合20克，冰糖70克。银耳泡发后洗净；锅中倒入足量的清水，放入百合、银耳；枇杷去皮之后切成小块，放到煮好的银耳中，开小火继续煮 10 分钟，调入冰糖，转成小火继续煮 5 分钟，取出晾温即可。

此药膳有化痰、止咳、润肺清肺等功效。

现代研究表明，枇杷的营养非常丰富，除了可以直接食用，还可以将其制成罐头或者用于酿酒。除了枇杷果能入药，枇杷叶、枇杷根都是中药材。此外，枇杷还有抗癌的功效。枇杷中丰富的 B 族维生素可以保护视力，让皮肤更加健康、有光泽，儿童经常吃枇杷能促进生长发育。想要减肥的人也可以经常吃枇杷，因为枇杷有健脾利水、化痰清热的功效。

到了夏季，天气炎热，人很容易口干舌燥，此时吃上几个枇杷可以生津止渴，滋润口舌。枇杷有一定的酸味，可提升食欲、促消化。经常吃枇杷能预防感冒。不过提醒大家注意一点，枇杷的种子和新叶有小毒，不宜多用，而且枇杷性凉，脾虚泄泻者忌食。并且枇杷的含糖量较高，不适合糖尿病患者食用。

🔥 竹笋，清热化痰止咳喘

竹笋是笋的幼芽，古人称之为"菜中珍品"，味香质脆，早在《诗经》之中就有"加豆之实，笋菹鱼醢"、"其籁伊何，唯笋及蒲"的诗句，可见竹笋的食用历史是比较长的了。

随着人们养生保健意识的提高，人们越来越推崇素食养生，人在吃素之后，身体的负担变轻了，排泄变得通畅了，情绪变得稳定了，上火的次数也少了。在诸多的素食之中，竹笋倍受推崇，它性微寒，有非常好的

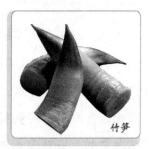

竹笋

清热化痰功效，能辅助治疗各种热病。

几年前的夏天，一位患者来诊所看病，他身形肥胖，1.7 米的身高却有 200 多斤，患者的年纪不大，刚 35 岁，却被经常性咳嗽气喘困扰着。之前用过治疗气喘的药，但是效果却不能持续，用药就有所好转，停药就会发作。自己的身体比较重，有时候低头系个鞋带都会累得满头大汗，走几步路累得气喘吁吁，胸口就好像堵了什么东西。

前段时间公司组织体检，发现自己不仅血压高，还血脂高。由于自己是公司部门的销售经理，应酬总是少不了的，长期吃肥甘厚味之物，再加上饮酒无度，自己还出现了便秘症状。

经过一番检查之后，我发现他的肺热非常严重，嘱咐他回去之后一定要规律自己的饮食，避免吃肥甘厚味之品，最好每天吃素，尤其是竹笋，更应该多吃一些。除了开一些清除肺热的药，我还给他推荐了两款竹笋菜肴。

◆ 春笋冬菇汤

具体做法：湿发冬菇约 50 克，冬笋 90 克，当归约 10 克，油面筋约 320 克，素上汤 7 杯。当归切薄片；冬笋去壳去头尾，放到沸水中炒一下，切块；油面筋放到热水中焯一下，过冷水，切成 3 毫米的厚片；冬菇洗净后去蒂切半；冬菇、面筋、1/3 的当归、冬笋片放到煮沸素上汤的锅内，煮 30 分钟后捞出，沥干，挑出当归，汤留下备用；取一个干净的圆碗，碗中抹匀花生油，冬菇片排放到碗底两边，放入冬笋片，倒入少量煮冬菇的汤；另取个小碗，放入剩下的当归，倒入半杯水；将两碗一同放到蒸笼中，开大火蒸 20 分钟，取出，将圆碗中的蒸料倒扣到大汤碗内，面筋铺到半边冬菇上；将煮冬菇的上汤煮沸，加上蒸当归汤调匀，轻轻浇到大汤碗中即可。

此汤有清除肺热、安神、降压、明目、止咳平喘等功效，适合肺热导致的咳嗽气喘喝高血压等症。

◆ 春笋清粥

具体做法：取江米 300 克、春笋 2 根、小葱 1 根。先将春笋剥掉外皮、洗净，切成薄片；之后用江米熬粥，熬至米粒稍微绽开，倒入春笋片；至粥成糊状时调入少许盐、鸡精，搅拌均匀；最后将小葱切成葱花放到粥中即可。

这道春笋清粥食之能通血脉，化痰涎，消食胀。

竹笋性微寒，味甘，有清热化痰、益气和胃之功，能治消渴、利尿通便、养肝明目等功效，可以辅助治疗水肿、食欲下降、咳喘、益气和胃、脘痞胸闷、大便秘结等症。而且还有减肥的作用。

鲜竹笋的含水量较高，不容易储存，为了方便运输，竹笋还可制成笋干和罐头等。尤于竹笋中含较多草酸钙，食用前应当先放到开水中烫一下，去其涩味。普通人都可以吃竹笋，不过胃溃疡、尿结石、骨质疏松症患者不宜过多吃竹笋。此外，竹笋在烹调的过程中还要注意搭配的问题：竹笋和羊肝同食会导致营养价值降低；竹笋和红糖同食会形成有害物质；竹笋和墨鱼同食会降低钙的吸收。

🔥 茼蒿，清热除痰又润肺

中国古代将茼蒿视为宫廷佳肴，也叫皇帝菜，有蒿之清气，又有菊之甘香。冬季涮火锅的时候，很多人都会买一把茼蒿放到锅里，既解腻，又美味。看似是平常的搭配，实际上却是非常符合养生保健道理的。吃太多的肉类易助热生痰，而茼蒿刚好能凉血润肺、养心清痰。

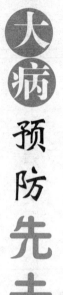

前段时间，张大爷到诊所来闲聊，其实这一阵子诊所里都经常出现他的身影，不是因为生病，而是因为寂寞。张大爷的儿女都在外地工作，家里只有他和老伴两个人，原本有自己的工作，忙忙碌碌的一年就过去了，但是今天张大爷退休了。老

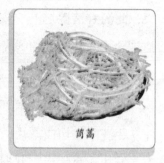

茼蒿

伴白天经常去打麻将，家里就剩下张大爷一个人，看着空落落的房子，张大爷的心里很不是滋味，存在感一下子消失了，看什么都不顺眼，甚至还去老伴的牌场闹事。

后来实在没事做就到诊所待着，诊所里人多，他又认识不少的患者，东一句西一句地搭个话。闲下来的时候张大爷告诉我，他最近除了爱发脾气，还健忘失眠，有时会胸口痛，经常咳嗽，咳出的痰液黄稠，偶尔夹杂着血丝，视力也变得模糊。

很明显，张大爷这是退休之后情绪低落，导致肝气郁结，时间久了郁而化火，肝火上灼至肺，肺失清肃，表现出诸多不适。

了解了张大爷的情况之后，我嘱咐他回去之后多吃些茼蒿，有助于改善他所出现的症状，不过重要的还是他自己能调节好自己的情绪。

◆茼蒿蛋白汤

具体做法：取茼蒿 100 克，鸡蛋 2 个，将茼蒿去根后择洗干净，鸡蛋取蛋白，茼蒿段放到沸水锅中煎煮，快熟时调入蛋白，继续煮至沸，调入适量香油、盐即可。

此汤有止咳化痰、宁心安神、降压明目等功效，适合肺热导致的咳嗽咳痰、失眠健忘、头昏脑涨等症。

◆蒸茼蒿

具体做法：将茼蒿择洗洗净后沥干水分，掐断长梗，取出嫩叶；

取适量的蒜泥、盐、清水、香油放到干净的碗内调和成汁；面粉和玉米面混合均匀后撒入茼蒿，抓匀，让每片叶子都可以沾上米粉；将拌好的茼蒿放到蒸笼内，盖好盖子，蒸锅水烧沸后继续开大火蒸3～5分钟，取出，淋上调味汁即可。

此菜肴有安心气、养脾胃、消痰饮、利肠胃的功效。

茼蒿又叫菊花菜，性平，味辛、甘，性偏凉，有化痰止咳、清利头目、和中健胃、利小便等功效。茼蒿的根、茎、叶、花都能入药，有清新养血、降压平肝、润肺化痰等功效，有助于治疗失眠、心悸、心烦不安、咳嗽痰多、腹胀、头晕目眩等症。

现代研究表明，茼蒿的营养非常丰富，其所含的胡萝卜素非常多，并且还含有一种挥发油，有宽中理气、健胃消食的功效。茼蒿里面的粗纤维可以促进胃肠蠕动，有减肥的作用。茼蒿还可宁心安神，易失眠者多吃茼蒿可以稳定情绪、促进睡眠。茼蒿里面丰富的矿物质可以调节人体的水液代谢、通利小便、降压补脑。

不过茼蒿虽好，但不宜过量食用，尤其是胃虚腹泻者更要慎食。

🔥 萝卜，治疗风热感冒效果好

风热感冒是由风热之邪犯表、肺气失和导致的。主要症状为：发热重、微恶风、头胀痛、有汗、咽喉红肿疼痛、咳嗽、痰黏或黄、鼻塞黄涕、口渴喜饮、舌尖边红、苔薄白微黄。此类感冒主要发生在夏秋季节，是外感风热导致的。从中医的角度上说，风热感冒是感受风热之邪引发的表证。

从中医的角度上说，风热感冒为风热之邪侵犯肌表、肺气失和导致的，肺气无法宣发，卫气则无法到达全身，如此一来，人就会

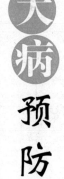

怕冷无汗等，治疗时应当从发散风热邪气着手，可选择银翘散。

银翘散的方剂构成：取连翘、金银花、芦根各15克，桔梗、竹叶各5克，先将连翘、金银花、桔梗、竹叶一同放入沙锅内，倒入适量清水，煎煮15分钟，之后放入芦根继续煎3~5分钟即可，过滤留汁，每天饮服2~3次。

此方有辛凉解表、清热解毒之功，而且芳香避秽；竹叶能清热除烦、生津；芦根能清热生津；桔梗能宣肺止咳。

风热感冒患者在饮食上也应当提高警惕，风热感冒患者可以适当喝些萝卜汤前文说风热感冒能发生在夏季。

萝卜汤能顺气、清热、促消化，还能在一定程度上预防感冒。萝卜汤的做法非常简单：将萝卜洗净之后切块；香菜洗净后切成小段；锅内倒入适量的高汤、萝卜块一同熬煮，煮沸后转成小火，继续熬煮至筷子能穿透萝卜，调味，关火，上桌前

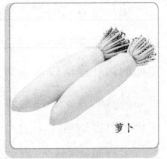

萝卜

撒上香菜就可以了。风热感冒患者适当喝点萝卜汤，不仅能开胃、助消化，还可以滋养咽喉、化痰顺气。

患上风热感冒之后要注意多休息，因为很多时候患病都是由于休息不好导致的。现在很多人都存在睡眠不足的问题，就连孩子也因为家长的作息时间不规律而常常熬夜到晚上十一二点。

因此，合理地安排睡眠时间对身体健康的维持和恢复来说至关重要。看看我们身边的人，有的男士刚二十多岁就开始秃顶，有的女士年纪轻轻就开始月经失调，面色暗黄，而这些都和睡眠质量脱不了干系，因为良好的睡眠是健康的保障。

鸭蛋，清除肺燥无疼痛

很多人都喜欢吃鸭蛋，早晨起床时，一碗清粥，配个咸鸭蛋是再好不过的了。虽然喜欢吃咸鸭蛋的人不少，但是了解其滋肺、清肺火功效的人却寥寥无几，尤其是春季干燥的季节，很多人都易出现肺燥，此时最适合吃些咸鸭蛋。

鸭蛋性味甘、凉，具有滋阴清肺的作用，入肺、脾经；有大补虚劳、滋阴养血、润肺美肤等功效；适应于病后体虚、燥热咳嗽、咽干喉痛、高血压、腹泻痢疾等病患者食用。能辅助治疗膈热、咳嗽、喉痛、齿痛等症。

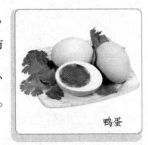

鸭蛋

前段时间，有位20出头的女孩儿来诊所看病，她告诉我，自己经常觉得口鼻干燥，而且很容易流鼻血；皮肤、头发也变得干燥，枯黄脱落，脸上起干皮。用过各种保湿产品，可却没什么效果，一停用就还是和以前一样。

我告诉她，秋季天气本就干燥，容易耗损体内的津液，再加上燥邪的侵袭，就易上火、干燥。肺喜润恶燥，燥邪最容易伤及肺脏，因此，秋季很容易出现咳嗽、咽干等症。我告诉她，想要远离肺燥，鸭蛋是不错的选择，之后给她推荐了两款鸭蛋膳食。

◆虾仁鸭蛋丝瓜汤

具体做法：取鲜虾150克，鸭蛋2个，丝瓜1根，盐、油、姜蓉各适量。丝瓜洗净后去角皮、切块，鸭蛋打散备用；姜切碎；虾去掉壳和虾线；将锅至于火上，倒入适量油，先炒香姜蓉、丝瓜，倒入4碗水，放入虾仁煮沸，倒入鸭蛋液成蛋花，调入少许盐即可。

此菜肴有滋阴润燥、清热的功效。

◆ 鸭蛋羹

具体做法：取新鲜鸭蛋 1 个，磕到碗内，用打蛋器调散，调入少量盐调匀。此时的蛋液会比之前的稀、黄；现适量温水，蛋和水的比例约是 2：1；水中调入少量蚝油，调匀后掺入蛋液中调匀，加少量猪油；烧一锅清水，放上蒸锅，注意要在水沸后将蛋液放上蒸锅，之后开小火，盖好锅盖，留一条缝，这样蒸出来蛋羹没有蜂窝眼，而且口感不会老。蒸 10～15 分钟后，撒上一些葱花，滴上几滴蒸鱼豉油即可。

鸭蛋羹有润肺利咽，清热解毒的功效。

鸭蛋中的营养非常丰富，富含蛋白质、脂肪、糖类、维生素等，而蛋白质的含量和鸡蛋相当，矿物质的含量比鸡蛋还要高，可以有效预防贫血，促进骨骼发育。用盐腌制的鸭蛋腥味大减，味道更佳鲜美，不仅营养丰富，而且其清肺火、滋肺阴的功效更甚。腌制鸭蛋的蛋黄会流油，香气扑鼻，非常可口，并且鸭蛋黄还有养肝明目之功，能治疗小儿积食。

鸭蛋虽好，但食用还是有忌的：中老年人不宜过多吃鸭蛋或长时间吃鸭蛋，因为鸭蛋中的脂肪含量比蛋白质含量高，胆固醇含量也较高，中老年人多食久食易加重、加速心血管系统的硬化、衰老。不能吃没有完全熟透的鸭蛋，因为鸭蛋易感染沙门氏杆菌，只有经过高温处理才可将这种菌杀死，最好要煮 15 分钟再食用，煮熟之后不宜立即取出，要留在开水中让其逐渐冷却。服用左旋多巴，解热镇痛药氨基比林及索密痛、克感敏时均不宜吃鸭蛋。儿童不宜多吃鸭蛋，研究表明，儿童多动症和氨基酸摄入过量有关。脾阳不足，寒湿下痢，食后气滞痞闷者忌食鸭蛋；生病期间不宜吃鸭蛋。鸭蛋不宜与鳖、李子、桑葚同食。

运动按摩，**强壮肺脏**，外邪不扰

🔥 秋燥如何养肺：运动＋按摩

到了秋天，室外一片肃杀的景象，本就多愁善感的人会产生"悲秋"的情绪，就连我国古代的诗人刘禹锡也写过"自古逢秋悲寂寥"的诗句。再加上秋季的气候干燥，昼夜温差大，所以很容易生病。

前面我们也提到过，肺最怕的就是燥，而燥又很容易伤及肺，因此秋季易肺燥阴亏，应当抓紧时间润肺。

接下来给大家介绍几种按摩＋运动的方法，帮你更好地滋阴润肺。

◆ 搓鼻法

双手拇指外侧互相摩擦至产生热感后，拇指外侧沿着鼻梁和鼻翼两侧上下按摩 30 次，之后按摩鼻翼两侧的迎香穴，也就是鼻唇沟内，横平鼻翼外缘重点处，按摩 10～20 次。每天按摩 1～2 遍，能提升鼻部的耐寒能力，还能够治疗伤风、鼻塞不通等。

◆ 摩颈法

呈站立或坐姿，仰头，伸直颈部，手沿着咽喉处向下按摩到胸部，双手交替按摩 20 次为 1 遍，连续做 2～3 遍。按摩的时候拇指和其余四指张开，将虎口对在咽喉处，从颏下向下按搓，力度适当。此法能利咽喉，止咳化痰。

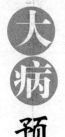

◆ 拍肺法

每天晚上睡觉之前坐到椅子上，挺直上身，双膝自然分开，双手放到大腿上，头放正，微微闭上双眼，放松，将气吸到胸腔之中，抬手，手掌由两侧胸部从上到下轻拍，每次拍 10 分钟，最后，手背随着呼吸轻轻叩击背部肺俞穴（第 3 胸椎棘突旁开 1.5 寸处）20 下。

◆ 呼吸法

选择一处空气清新的地方，双脚分开和肩同宽，双手手掌一上一下相叠，掌心朝上，放在脐下 3 厘米的地方。双眼平视前方，放松，吸气于胸腔，收腹，之后缓缓呼气，放松，再吸气、呼气，重复此动作半小时。

秋季天气转凉，气候干燥，新陈代谢机能从旺盛转为收敛，人体不能迅速适应外界的气温变化，体表肌肤和担负呼吸机能的肺脏就容易受外邪侵袭，进而出现感冒、咳嗽等症。还要提醒女性一点，秋季容易使人抑郁，脾胃之气容易郁结，进而导致消化功能失常，进而影响肝脏和脾胃同能，导致身体机能变弱，抵抗力下降。肺的康外邪能力更弱，所以提醒大家注意，一定要注意调整好自己的心情，多做户外运动，多听舒缓的音乐。

🔥 清除体内肺火：按摩 + 刮痧

肺火上升，大病小病都来袭，所以如何清除体内的肺火山很多人都非常关心的问题。除了食疗之法和药物疗法外，中医上还有自己独特的一套清楚肺火的方法——按摩 + 刮痧。这些方法不仅能清除人体中的肺火，还能调理全身，疏通经络、气血，让人不吃药也能"无火一身轻"。

按摩迎香穴

迎香穴位于鼻翼外缘中点旁，鼻唇沟中间。

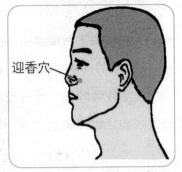

迎香穴

迎香穴的具体按摩方法：用食指按住迎香穴，微微用力，向左右方向来回推动，连续推动1分钟。

迎香穴属大肠经，大肠经和肺互为表里，因此按摩迎香穴可以迅速消除肺热，缓解肺热导致的感冒、鼻塞、流鼻涕等症。

按摩少商穴

少商穴位于手拇指摸节桡侧，距离指甲角0.1寸处。

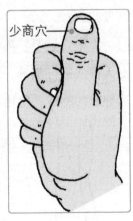

少商穴

少商穴的具体按摩方法：用拇指和食指用力掐按少商穴，觉得不好用力时可用三棱针点刺放少量的血，挤出5~6滴颜色发黑的血滴就可以了。

少商穴属肺经，刺激此穴能泄肺热，有效治疗肺热导致的咽喉疼痛。

按摩鱼际穴

鱼际穴位于拇指本节后凹陷处，第1掌骨终点桡侧，赤白肉际处。

鱼际穴的具体按摩方法：将双手的鱼际穴对搓，搓10余次，至鱼际穴开始发热，持续按摩2分钟左右即可。

鱼际穴属于肺经，按摩此穴能泻热宣肺、散瘀润肤，缓解肺热

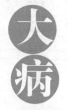

导致的感冒、咳嗽、气喘、咽喉干痛、大便干燥等症。

按摩尺泽穴

尺泽穴位于肘横纹中，肱二头肌腱桡侧凹陷处。

尺泽穴的具体按摩方法：拇指用力点住尺泽穴，慢慢揉动10次即可。

尺泽穴属肺经，通过按摩此穴，能清宣肺气、泻火降逆，治疗肺火旺盛导致的嗓子干痛、咳嗽气燥、干咳无痰、口鼻干燥、潮热盗汗、手足心热等症。

刮大椎穴

大椎穴位于后正中线上，第7颈椎棘突下凹陷中。

大椎穴的具体刮痧方法：用牛角在大椎穴处用力刮几下，至穴区发红出痧。

大椎穴是手三阳和督脉交汇的穴位，也是身体阳气汇集的地方。对大椎穴进行刮痧，能有效疏通督脉，宣通肺气，有效缓解肺火旺盛导致的感冒、发热、咳黄痰、流鼻血、咽喉肿痛等。

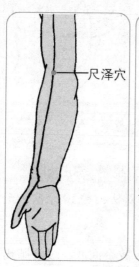

尺泽穴

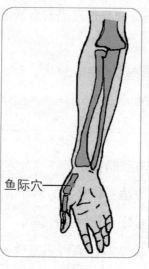

鱼际穴

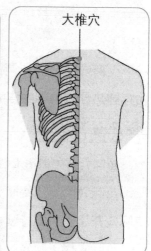

大椎穴

按摩太渊穴

太渊穴位于腕前区，桡骨茎突和舟状骨之间，拇长展肌腱尺侧凹陷中，桡侧腕区肌腱外侧，拇长展肌腱内侧。

太渊穴的具体按摩方法：用大拇指指腹点揉太渊穴 5 分钟左右，每天点揉 2 次。

太渊穴为经络中阴经的"腧"穴，经常用来治疗内脏疾病，因此，太渊穴最擅长益肺气、治肺病。出现咳嗽、哮喘的时候，可以用大拇指指腹用力点揉太渊穴几分钟，至穴位处产生酸胀感，病情有所缓解即可。经常按摩此穴能益肺气、通心血、调津液，进而促进体内血液循环，改善脏腑功能。

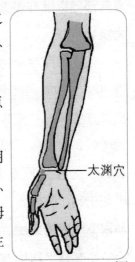

太渊穴

🔥 深呼吸，锻炼肺脏除肺火

肺实热证主要为感受外邪，如六淫中的风、寒、暑、湿、燥，都会化火，也会由于机体本就阳气旺盛，再加上情致中的喜、怒、思、忧、恐在一定条件下化火，导致邪热内盛于肺，肺失清肃，就会表现出肺经实热症候。肺阴虚证主要为久咳伤肺、肺阴受损，火由于外感热病伤及肺津，火气体劳损，导致肺阴不足，失于清肃导致阴虚内热症状。深呼吸能够调整人的情绪，帮助人体排出肺内的浊气，锻炼肺脏、清除火气。

英国的一项调查结果显示，90% 以上的成年人都不会有意识第调节呼吸，很多人认为所谓深呼吸就是指狠狠地吸上一口气，呼气的时候却不知道怎么配合，有的会耸起双肩，有的会用力吸气、呼气，有的甚至认为深呼吸就是指憋气。这种错误的深呼吸方法不但对肺部健康没有多大的益处，还可能会导致大脑缺氧、易疲惫，诱发疾病。

正确的深呼吸对心肺功能是非常有好处的。普通的呼吸时，只有80%~90%的肺泡充分工作，剩下的处在"停工"的状态，想要激发这些肺泡"起来工作"，就要将普通的呼吸转变成深呼吸。普通的呼吸每次的吸入和呼出气体的量只有400~500毫升，深呼吸的时候男性高达3500毫升，女性高达2500毫升。所以，适当进行深呼吸利于胸、肺的扩张，能够增强肋间肌活力，提升肺活量。通过主动调节呼吸的深度、频率，能放松紧绷的神经，还能够缓解焦虑的心情，有益于现代人的身心健康。

正确的深呼吸：缓和地吸，就是说吸气的时候要均匀缓慢，用鼻子有节奏地尽量深吸气，让气体尽可能地充满肺泡，最好将胸式呼吸和腹式呼吸都用上，而不只是挺起胸部、收缩腹部；缓慢而有力地吐气，尽量将气吐干净，确保交换更多的气体。我们的肺就像个皮球，只有将里面的气尽量挤出去，反弹的时候才可以吸入更多新鲜的气体，吸气、呼气之间，屏气5秒左右，同时想象着舒缓宁静的场面。最后提醒大家注意一点，深呼吸的力度一定要适中，每天深呼吸15~20分钟就可以了，过量呼吸对身体也是不利的。进行深呼吸的时候最好选择在空气清新的地方，每天深呼吸一两次。

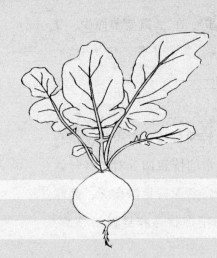

第六章 肾火

—— 辨别虚实再去火

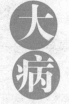

大病 预防 先去火

肾火上升，精力下降，健康大打折扣

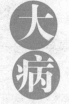 补肾养肾，生活调养很重要

肾火旺盛和肾阴不足有直接关系，想要清除体内的肾火，可以采用滋阴补肾的缓解、调理原则。但是提醒大家注意一点，肾阴虚和肾阳虚是有一定关系的，因为不管是肾阴虚还是肾阳虚，发展到一定程度之后，阴损及阳，阳损及阴，即肾阴虚的时间久了难免出现肾阳虚。因此，缓解、调养肾阴虚的时候不能一味地用补肾阴的药物或食物，应当注意从根源上呵护好自己肾内的精气，如此才可逐渐改变肾阴虚和肾阳虚。

补肾养肾的过程应当从生活调养着手，重视生活中的方方面面，从点点滴滴补肾养肾，如此才可拥有健康的肾功能，避免出现肾虚。

◆ 房事有节

中国古代的养生之法之中就提倡"房事有节"，既要节而少，又要宜而和。做到节欲保精，才能阴精盈满，肾气不伤，精力充沛，进而有益于身体健康，达到延年益寿的目的。

◆ 调畅情志

人有七情六欲，出现情绪波动、情绪转变很正常，可如果情致过激，肾气就会受损。由此不难推断，日常的情致调养对于肾气的养护来说至关重要。在心智情绪方面应当注意保持怡淡虚无，静养心神，节制七情，修身养性。保持愉悦的精神状态和舒畅的心情，进而避免伤及肾气，肾气健旺，脏腑才能被温煦，脏腑功能才能正常，身体才可以展现出健康的状态。

◆ 规律起居

人体和自然界是对应的关系，所以人的生活起居应当顺应自然，做到起居有常，这是养护肾脏的重要措施。中医上有"春夏养阳、秋冬养阴"的说法，这里面提到的"阳"就是只肾气，"阴"就是指肾精。因此，夏季要做到"夜卧早起"，以温养阳气；秋季要做到"早卧早起"，进而收敛阴气；冬季时"早卧晚起"，进而养阴气。如果可以做到规律起居，体内的精气就会变得旺盛，肾气就会充盈，身体健康则有保证。

酉时，补肾的最佳时间

从中医角度说，肾为先天之本，主骨生髓，其华在发，开窍于耳，因此，头发和牙齿的健康状况要受肾的影响。

人体内的肾火过旺，就会耗伤体内的阴血，导致血液不能濡养头发、牙齿、骨骼，出现发秃、齿摇、腰腿酸软等症，注意滋阴补肾，即可轻松预防发秃齿摇。

酉时，即每天的17：00～19：00，此时肾经当令，为气血流注肾经的时间段，此时是人体贮藏精华、调养肾脏的最佳时机。

肾主收藏，因此在这个时间段我们可以采取适当的行动封藏肾精，避免肾精外泄。此时为了保持内心的安宁，可以做些自己喜欢的事，比如看看书、散散步，防止肾精外泄。还可以从以下几方面来调养肾脏。

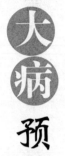

大病预防先去火

◆ 酉时喝点水

在平时正常饮水的基础上，可以养成下班前喝杯水的好习惯。膀胱经由申时"下班"之后，接下来的酉时就是肾经"接班"，肾和膀胱在位置上相邻，而且它们都是身体的水液管理器官。

肾主水，能调水，膀胱是储水的器官，酉时虽然已经过了排泄高峰，不过整个排泄周期并未结束，仍然处在收尾阶段。酉时喝杯水是非常必要的。特别是对于肾脏来说，有非常好的帮助和保护功效。能在身体排泄高峰期过了之后对肾脏、膀胱再次进行清理，把残余的垃圾废物清除出去。如此一来，即可大大降低残留毒素对肾脏和膀胱的危害，进而保护肾脏、膀胱经的健康。

◆ 酉时练练功

一天之中，最佳的锻炼时间段是上午的11：00以前和下午的15：00～19：00。对于老年人来说，肾脏的虚衰是最为明显的，而酉时的肾经气血最为旺盛，这时打打太极或练练功，有助于保养肾脏、补益气血。最好的运动就是散步：散步的过程中要放松双肩，用肩膀带动颈、胸、腰胯和手臂，双手手指自然微曲直，手腕略微向内侧转动，让双手的劳宫穴始终保持在相对状态，胸椎和腰胯在肩的带动也能得到活动；行走的过程中，双脚相隔10厘米，膝关节略微弯曲，向前迈"猫步"，抬腿的时候，脚跟先提起，大脚趾轻轻点地；落脚的时候，脚跟内侧先着地，脚尖跷起，循环前进。

◆ 酉时喝鸡汤

肾阳虚是现代人常见的肾虚证，肾阳虚主要为命门火衰导致的，此类人的典型症状：腰腿酸软无力、畏寒怕冷、手脚冰冷、性欲衰退，伴随着精神状态不佳、易疲劳、夜尿增多、小便清长等。

此类患者可以喝鸡汤，给大家推荐一款鸡汤——玉浆黄金鸡。具体做法：买一只1000克左右的乌鸡，黄酒1000克。将鸡开膛之后去掉内脏，洗净后整只放到锅内，倒入黄酒，开大火烧沸后，转成小火慢炖至肉烂即可。吃肉喝汤，每天下午18：00左右吃1次，连续吃1个星期之后即可看出显著效果。长期肾虚者可坚持每个月吃1次。

◆ 叩齿咽津，补养肾精无虚火

想要避免肾火，首先要避免肾虚的出现，而想要避免肾虚，补肾就成了关键，尤其是对于肾阴不足的人来说。中医上有一种补肾健齿的方法叫——叩齿咽津。

叩齿咽津就是指上下牙齿做有节律的相对叩击之后，再将舌头贴着上下牙床、牙齿来回搅动，同时将口内所产生的口水逐渐吞咽下去的一种保健方法。

经常叩齿咽津可以促进局部气血运行通畅，进而坚固牙齿、延缓牙齿脱落，而牙齿健康与否为肾精充沛与否的指标，所以，叩齿咽津可以补充肾精，以坚固牙齿。叩齿咽津过程中产生的唾液为肾精化成的，中医上称其为"金津"、"玉液"，把唾液徐徐吞下，能滋养肾内的阴液精气，进而改善肾阴虚火。

坚持每天叩齿咽津，人体内的肾气就会变得更加充沛，身体变得更加健康，进而预防早衰和各种肾虚诱发的疾病。

练习叩齿咽津的时候，最好选择在早晨起床刷牙以前进行。叩齿咽津的具体做法：先将下颌骨向前稍推移，上下门牙的咬合面可以靠近，让上下牙列相互叩击，力度自定，以感觉舒适为度，叩齿次数不限；之后让下颌骨后缩，上下臼齿的咬合面可靠近，让臼齿部互相击动30次。

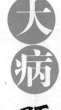

大病预防先去火

叩齿结束之后，用舌头贴着上下牙床、牙面来回搅动，等感觉到有津液产生的时候不要咽下，继续搅动，唾液逐渐增多后，用唾液漱口 30 次左右，最后将唾液分成三次咽下。

除了早晨起床的时候可以锻炼，午饭后、睡觉前也可以分别锻炼 1 次。锻炼的过程中姿势随意，可以站立，也可以坐着，眼睛平视前方或是微闭双眼，集中思想，想象自己的肾正在逐渐强壮。叩齿的力量不求一律，可以根据牙齿的健康程度来定，但是有一点是必须要注意的，一定要坚持不懈、不间断。

叩齿运动虽然非常简单，但还是有一些注意事项要提醒大家：叩齿的频率不能太快，要舒缓、有节奏；叩齿的强度要适中，特别是老年人，叩齿的过程中要注意把握好叩齿力度，否则不仅不能养齿，还可能会由于用力过大而腐蚀牙齿。不宜在饭后立即叩齿，应当先将口腔内的残留食物清除出去，之后再进行叩齿。因为残留食物在口腔内会产生酸性很强的物质，有腐蚀作用，对牙齿有很强的侵蚀性，此时叩齿对牙齿的磨损较大，应当提高警惕。患有口舌糜烂、口腔炎的时候最好不要叩齿，最好等到口腔炎症痊愈之后再叩齿。

🔥 肾实热，《千金方》里有良方

肾实热就是指肾经邪热炽盛导致的病证，《备急千金要方》卷十九中是这样描述肾实热的："病苦舌燥咽肿，心烦嗌干，胸胁时痛，喘咳汗出，小腹胀满，腰背强急，体重骨热，小便赤黄，好怒好忘，足下热疼，四肢黑，耳聋，名曰肾实热也。""病苦痹，身热心痛，脊胁相引痛，足逆热烦，名曰肾实热也。"《脉经》上也提道："肾实热者，病者膀胱胀闭，小腹与腰脊引痛。"

通过这几句话将肾实热的症状详细地表述出来，《千金要方》在治疗肾湿热的时候根据其症状的不同推出了辨证施治的药方。接下来就详细地为大家介绍一些治疗肾湿热的药方。

清 源 汤

方剂构成 茯苓、黄芩、菖蒲各 15 克，玄参、细辛各 12 克，大黄（水浸 1 宿）、甘草（炙）各 6 克，磁石（煅，醋淬）24 克。

制法用法 上锉为散。每服 1.2 克，用水 1 盏，煎至 7 分，去滓热服。

方剂功效 治疗肾实热，小腹胀满，四肢正黑，耳聋骨热，小便赤黄，腰背离解及伏水等。

柴 胡 汤

方剂构成 柴胡、茯神、黄芩、泽泻、升麻、杏仁各 3 克，磁石（碎）12 克，羚羊角 3 克，地黄、大青、芒硝各 9 克，淡竹叶（切）10 克。

制法用法 将上述药材切碎，之后将除了芒硝以外的药材放入锅中，倒入 2000 毫升清水煎煮，取汁 600 毫升，放入芒硝，分成 3 次服下。

方剂功效 清肾泄热。主治肾热，症见喜怒健忘、耳聋、四肢胀满引急、腰背转动强直等。

榆白皮饮

方剂构成 榆白皮、石韦各 12 克，滑石 24 克，了苓、通草、瞿麦各 9 克，冬葵子 15 克，车前草 10 克。

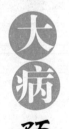

大病预防先去火

制法用法 将上述药材分别洗净之后切碎，先取车前草放入锅中，倒入 2000 毫升清水煎汁，取煎液 1800 毫升，过滤取汁，药渣之中加水继续煎取 700 毫升药汁，分成 4 次服下。

方剂功效 此方有清肾泄热的功效，能治疗肾热导致的小便黄赤、涩滞不出，色如栀子汁或黄柏汁，小便时阴茎疼痛等症。

六味地黄汤

方剂构成 熟地 15 克，山茱萸肉、山药各 12 克，丹皮、泽泻、茯苓各 10 克。

制法用法 上药一同放入锅中，倒入适量清水煎汁，过滤取汁。每天 1 剂，分 2 次服。

方剂功效 滋阴补肾。治疗肾阴不足所导致的虚火牙痛、牙齿松动、口舌生疮等症。

泻肾汤

方剂构成 芒硝、大黄、茯苓、黄芩各 9 克，生地黄（取汁）、菖蒲各 15 克，磁石 24 克，玄参、细辛各 12 克，甘草 6 克。

制法用法 将上述诸药分别切碎，取大黄放到容器之中，倒入 200 毫升清水浸泡一个晚上，除了地黄汁、芒硝、大黄外，用 1800 毫升清水煎煮，过滤留汁，取汁 500 毫升，放入大黄继续煎，煎至汁剩 40～60 毫升的时候去大黄，加入地黄汁继续煎一两沸，放入芒硝，分成 3 次服下。

方剂功效 清肾泄热，主治肾中实热导致的小腹胀满、四肢发黑、耳鸣、耳聋等。

食养肾，清除肾火，减轻肾负担

🔥 葡萄，清除肾火通利小便

葡萄是一种浆果，酸甜多汁，颜色鲜艳，味道鲜美，营养价值很高，被誉为"水晶明珠"。生活中，经常会有一些人因为上火而口干咽痛、身热烦渴、便秘、小便黄赤、灼痛、排尿困难等，上述症状尤其容易发生在老年人的身上。

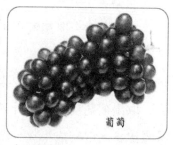

葡萄

几个月以前，有位40出头的男士来诊所看病，他告诉我，他最近常常口干舌燥，小便时有灼热感，尿色很黄，小便量少，而且尿痛，排不畅。这几天上厕所还发现小便带血。心想大概是上火了，于是服了些去火药，但是没什么效果。

我询问了一下他的日常生活，他告诉我，自己平时很喜欢吃零食、炒货、洋快餐。老婆是跑业务的，经常出差不在家，自己一个人就买一堆零食和炒货，或者直接去麦当劳或肯德基吃点。他很喜欢看球赛，有时候看得入迷了甚至会连续几个晚上都不怎么睡觉。听了他的习惯之后，我想他可能是身体内有虚火。

之后我对他做了检查，发现他的舌头发红，舌苔发黄，脉象细数，于是断定他出现的是肾阴虚引发的火旺症。由于肾火太旺，热结在下焦，影响了膀胱的正常功能，因此表现出尿黄、尿痛、小便不利等。虽然是上火，但却是阴虚导致的，所以在清热的同时还应当注意滋阴，否则难以根除病况。

我告诉他，回去之后零食、快餐、炒货都暂时不要吃了，多吃些新鲜的果蔬，注意多喝水，改掉熬夜的坏习惯。说起水果，我突然想起葡萄，当时正是葡萄成熟的季节，于是我告诉他，回去之后买些葡萄来吃，可以洗净后直接食用，也可以换着花样吃。

◆葡萄果酱

具体做法：取葡萄450克，麦芽糖150克，细砂糖80克，葡萄洗净后去籽，葡萄皮和果肉分别放到碗内备用；葡萄皮放到耐酸锅内，倒入适量清水，开中火煮沸后转乘小火继续熬煮至汁液呈紫红色，取出葡萄皮挤压出汁液。葡萄果肉放到锅内，倒入汁液，开大火煮沸，之后转成小火，调入麦芽糖继续熬煮。熬煮的过程中用木勺不断地搅拌，麦芽糖融化之后调入细砂糖，继续拌煮到酱汁呈浓稠状，熬的过程中捞出浮沫。

葡萄果酱有滋阴补肝肾、利小便等功效。

◆葡萄生地藕汁

具体做法：取葡萄100克，生地黄50克，鲜藕200克，蜂蜜适量。将生地黄放到锅内，倒入适量清水熬煮成汤，过滤留汁，之后将葡萄和鲜藕分别洗净，捣烂取汁，与生地黄汁混在一起，加热之后熬成浓汁，调入适量蜂蜜即可。吃的时候每次取1勺放入干净的杯子内，倒入适量沸水冲化即可。

此药膳有滋阴凉血、通便润燥、生津止渴等功效，能治疗发热烦渴、小便灼痛、尿中带血等症。

葡萄性平，味甘酸，有补肝肾、益气血、利小便、生津液、强筋骨等功效，适用于头晕、心悸、贫血、肺虚咳嗽、淋证、浮肿、水肿、小便不利等症。

现代研究表明，葡萄中含有蛋白质、氨基酸、卵磷脂、维生素、矿物质等营养成分，特别是葡萄糖的含量丰富，容易被人体吸收。低血糖头晕时喝些葡萄汁能立即缓解症状。老年人胃气虚弱、胃口差的时候饭前吃上几颗葡萄干，不仅能开胃，还能补虚。脾胃虚弱者多喝些葡萄汁可健脾益胃。葡萄有降低人体胆固醇的作用，能有效预防心脑血管疾病。经常吃葡萄还能美容养颜、抗衰老，有防癌之功。

葡萄酸甜可口，一般人都可以吃，但是以下几类人要慎食葡萄：孕妇谨食，因为酸的东西吃太多会影响钙的吸收，并且葡萄含糖量高，会导致腹中的羊水增多；糖尿病、便秘、脾胃虚寒的患者均不宜多食。

🔥 黑芝麻，降肾火治脱发

黑芝麻是胡麻科芝麻的黑色种子，是常见的食物，既可入药，也可入膳，它的黑发乌发之功被大众熟知。

无论是对于男性还是对于女性来说，脱发都是一件伤人自尊、让人心烦的事，因为大量脱发会让人的头发变得稀疏，甚至会露出头皮，使得自身形象大打折扣。脱发形成的秃顶或头发稀疏会增加人的心理负担，有的人甚至因为脱发而自卑，变得不愿意出门见人。

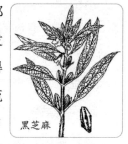

黑芝麻

去年同学聚会的时候，我看到了上学时要好的姐妹张某，但是她的样子却变了很多，尤其是头发少了很多，稀疏的头发隐约可见白色的头皮。吃饭过后闲聊之际我才得知,张某已经脱发两年了,是啊,上学的时候张梅可是一头浓密乌黑的秀发。

张某说,自从自己脱发之后很少出门见人,后来想着买个假发戴在头上,但是假发捂在头上很热,戴起来实在难受。之前用过一些电视广告上的生发产品,但都无济于事。我问她除了脱发还有没有其他症状,她想了想回答道:"就是觉得睡眠一直不怎么好,睡觉的时候手脚心发热,只有把脚伸出被子才觉得舒服些。"我对她做了一番检查,发现她的舌红少津,无苔,脉细,断定她这是肾阴虚型脱发。由于阴虚导致内热,才会表现出手足心热、睡眠不安;阴虚还会伤阴血,导致身体中的津液不足,不能濡养头发。头发缺乏营养,自然会不断脱落。

我告诉朋友,回去之后吃些六味地黄丸滋阴补肾,平时适当吃些黑芝麻核桃粥,有非常好的滋阴润燥、补肝益肾之功,能有效防治脱发。

◆黑芝麻花生豆浆

具体做法:黄豆50克,花生15克,黑芝麻10克。花生、黄豆放到清水中浸泡10分钟;黑芝麻洗净后倒入豆浆机中,倒入适量清水,之后倒入泡过的黄豆、花生,盖上盖,开始打浆,喝的时候调入适量白糖即可。

此豆浆营养丰富,有补血养血、乌发养发、养颜润肤的功效。

◆百合芝麻煲猪心

具体做法:黑芝麻60克,百合30克,大枣15颗,生姜1片,猪心1个。将猪心剖开后洗净,切成片状;黑芝麻放到锅内炒香;百合、大枣、生姜分别洗净;大枣洗净后去核;生姜洗净后去皮,切片,备用;瓦煲中加适量清水,水沸后,放入料,加少许盐调味即可。此药膳有补血养阴、宁心安神，乌发生发的功效。

黑芝麻性平味甘，能滋阴补肾、润肠去燥、美容护发、祛斑抗衰、明目通乳，适用于视物昏花、耳鸣、便秘、须发早白、脱发、肠燥便秘、面部色斑、咳嗽、乳汁不畅、失眠等症。很多人吃早餐的时候都会冲上一杯黑芝麻糊，美味可口、营养丰富，经常吃可以让人拥有充沛的精力。

现代研究发现，黑芝麻中富含人体所需的各类氨基酸、维生素，可促进人体代谢；黑芝麻中丰富的铁和维生素 E 能预防贫血、降低血液内胆固醇含量，经常吃能延年益寿。脑力劳动者经常吃黑芝麻不仅能满足人体对营养元素的需求，还能健脑益智。黑芝麻所含的卵磷脂可预防胆结石，胆结石患者可常吃黑芝麻辅助治疗疾病。

中老年人经常吃黑芝麻能强身健体，女人经常吃黑芝麻能润泽肌肤、头发，延缓衰老、保健强身，避免皮肤粗糙，保持头发黑亮。特别是在干燥的秋季，皮肤易干燥起皮，经常吃黑芝麻即可滋润肌肤，让皮肤看起来柔嫩又有光泽。

黑芝麻虽好，但是要注意，患有慢性肠炎、便溏腹泻者忌食。即使是健康人也不宜过食黑芝麻，否则会上火生疮。

黑豆，让男人摆脱阴虚火旺

男人自古以来就被称之为家里的"顶梁柱"，家里的大事都要男人来操持，还要担负养家糊口的重任。现代男人的生活就更加辛苦了，因为现代社会的生活节奏加速，压力增大，温饱已经远远不能满足人们的需求，为了获得更好的物质条件，男人在无休止的奋斗当中。

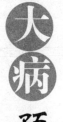

在这种情况下，很多人由于长期以来的透支健康而出现虚证，即我们平时所说的亚健康。中医认为，人体的透支大多消耗的是肾阴精，因此肾虚是很常见的。

正常情况下，人体的肾阴和肾阳处在动态平衡的状态，肾阴亏虚时，身体就会出现阴阳失衡，此时就会虚火内扰。表现出失眠多梦、头晕目眩、腰膝酸软、易疲劳、脱发等症，此时应当采取合理的饮食调养来改善症状。

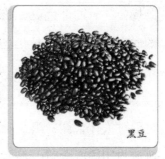

黑豆

前段时间有位二十五六岁的男士来诊所看病，他告诉我，自己刚刚毕业不久，在家人的安排下进了一家国企单位。为了在单位里表现得突出一些，他每天都忙忙碌碌的，也颇受领导的重视，眼看就有入编的希望了，可就在这时，自己却突然出现了一系列的不适症：头昏，没精神，腰痛，恶心，心口发热，出虚汗，每次睡醒都是一身虚汗。

其实，他之所以会出现上述症状，主要是因为工作压力太大，过度透支而出现了肾阴虚。肾阴虚主要发生于中青年的身上，因为他们的活动量比较大，各方面的压力都会导致他们的肾精大量耗损，如果不能及时调补就会渐渐亏虚。

我并没有给他开药，而是给他推荐了一款能够补肾阴虚的药膳——黑豆海带牛尾汤。

具体烹调方法：取黑豆50克，牛尾300克，海带100克，桂圆10枚，葱、姜、盐、绍酒各适量。将牛尾洗净后焯水；黑豆提前用水泡发；海带洗净后切成菱形；葱洗净后切段；姜洗净后切片；桂圆剥开取出桂圆肉；锅内倒入适量清水烧沸，放入牛尾、葱、姜，撇掉上面的浮沫，加入绍酒，煮至出香之后放入黑豆，继续开小火煮2小时，放入切好的海带继续煮一会儿，放入桂圆肉，至豆酥肉烂调入适量盐即可。此药药膳有补肾滋阴、固精健骨的功效。

黑豆味甘性平，高蛋白，低热量，外皮黑，内为黄色或绿色，被誉为"豆中之王"，有滋养健血、补虚乌发之功，是补肾的佳品。从中医的角度上说，黑豆是肾之谷，黑色属水，水走肾，因此肾虚者经常吃黑豆对身体大有益处。《本草纲目》上有云："黑豆入肾功多，故能治水、消胀、下气、制风热而活血解毒。"

现代研究表明，黑豆营养丰富，富含蛋白质、脂肪、维生素、微量元素等营养成分，而且还含多种生物活性物质，如黑豆色素、黑豆多糖、异黄酮等。基本不含胆固醇，只含植物固醇，植物固醇不被人体吸收，还能抑制人体吸收胆固醇，降低胆固醇在血液中的含量。因此，不管从哪个角度上看，黑豆是药食两用的佳品。

🔥 枸杞，清除肾火口不干

枸杞是茄科植物枸杞的成熟果实，夏秋季节采摘，去掉果柄，放到阴凉的地方晾晒至起皱，之后暴晒至外皮干硬、果肉柔软即可。

部分老年人上了年纪之后夜间经常会口干舌燥，有的甚至要起床好几次喝水。虽然这并不是什么大病，可却非常让人厌烦，而且会影响到老年人的正常睡眠。中医认为，夜间口渴主要为肾精

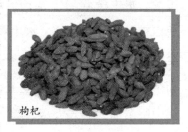

枸杞

亏损、阴虚内热导致的，人在睡眠时，阳气会内潜，身体中的阴液无法滋润全身，津液就会减少，无法到达口舌。枸杞是滋补佳品，

而且能助阳，能有效防治口干。

前段时间有位70岁的老人来诊所看病，她告诉我，自己夜间常常觉得口渴，尤其是后半夜，起来喝点水就能缓解症状。但是最近几年症状越来越严重，有时一晚上甚至要喝好几次水，喝过水之后只能暂时缓解一小会儿，过不了多久又会口渴。一晚上下来没怎么睡觉，光起来喝水了。长期如此，她就出现了失眠，头晕目眩，夜间手脚心发热，心情烦躁等症状。

我对患者做完检查，发现患者的舌红苔少，脉象沉而细数，认为她这是肾阴虚火旺导致的。人步入老年之后，肾气会逐渐衰弱，精血损耗，肾脏得不到阴虚之滋润，就会表现出阴虚火旺症状。考虑到患者患病的时间比较久，我给她开了知柏地黄丸加减，同时嘱咐她回去之后每天吃些枸杞。直接将枸杞洗净后嚼服就可以了，嚼烂之后和口内的津液一同吞下，连服半个月即可看出效果。之后我又给他推荐两款枸杞药膳，常食对于其病症的治疗大有益处。

◆ 枸杞桃仁鸡丁

具体做法：取嫩鸡肉500克，枸杞90克，核桃仁150克，调料适量。将鸡肉洗净之后切成丁，调入食盐、黄酒、味精、胡椒粉、蛋清、水生粉调匀上浆；另取一干净碗，调入食盐、味精、白糖、胡椒粉、鸡汤、麻油、水生粉调成芡汁；锅内倒入猪油，开中火烧至五成热，放入核桃仁，开温火炸透，之后倒入枸杞，翻炒片刻，沥干油；锅内放猪油烧至五成热时，将鸡丁到锅内快速滑散即可；锅中留余油，放入大葱、姜、蒜稍炒，之后放入鸡丁，倒入芡汁速炒，投入核桃仁、枸杞，炒匀即可。

此药膳有补肾强腰、明目益精之功。适合精血不足，虚劳咳喘，目昏视蒙，记忆力下降等症。

◆枸杞枇杷膏

具体做法：取枸杞、枇杷果、黑芝麻、核桃仁各50克，蜂蜜适量。将枇杷果、核桃仁洗净后切碎，枸杞、黑芝麻洗净后放入干净的容器中，倒入适量清水泡透，放到锅中，加热煎煮，开大火烧沸，之后转成中火熬煮20分钟，取煎汁1次；再加水煮，一共取煎液3次，合并所得煎液，开小火浓缩至成膏，调入适量蜂蜜，至沸停火，冷却后装瓶即可。每天早晚分别吃1汤匙，用开水冲服，连吃3~4周。

此药膳有益肺肾补虚，平喘咳润燥，适合肺癌晚期虚症，体质虚弱的患者。也可辅助治疗放化疗引起白细胞减少等症。

枸杞有扶正固本、生精补髓、滋阴补肾、益气安神、强身健体、延缓衰老等功效，能治疗肝肾阴亏、腰膝酸软、头晕目眩、眼目昏花、虚劳咳嗽、消渴、遗精等症，枸杞一直被视为滋补之佳品，民间经常用其炖汤、熬粥、泡酒等。

现代研究表明，枸杞可抑制癌细胞扩散，提升人体免疫功能，还有壮阳之功，促进性功能。枸杞一年四季均可食用，有补精益肾、养肝明目之功。经常坐在电脑前的上班族没事可以泡些枸杞茶喝，对身体健康大有益处。

枸杞虽然有这诸多益处，但以下几类人不宜食用：枸杞有温热身体的功效，因此性情太急躁、高血压患者尽量少吃；脾胃薄弱者要少吃；正感冒发热、脾虚、腹泻、身体有炎症者不宜吃。就是健康人，也不能过食枸杞，每天适合食用的枸杞量是20克。

🔥 猪肾，消除肝肾阴虚耳不聋

猪肾又叫"猪腰子"，是餐桌上常见的菜肴，烹调得当尤其独特的风味，其保健功效也是不容忽视的。人上了年纪之后听力就会出问题，这和肾功能衰弱是脱不了干系的，很多中老年人的耳朵经常嗡嗡作响，心烦不已，耳鸣得不到控制，很可能会发展成耳聋。耳鸣主要为肾阴虚导致的，只要滋阴补肾，即可有效防治耳鸣耳聋。

前段时间，一位看上去60多岁的老人来诊所看病。他告诉我，自己突然出现了耳鸣，耳朵里总是嗡嗡作响，一开始声音很小，但是最近一段时间声音越来越大，有时候还会头晕、恶心。听力受了影响，别人说话听不清楚，心情烦躁，经常因此而发脾气。

我问他是从事什么工作的，最近是不是比较忙。他点了点头，告诉我，他是某高中的化学老师，今天带的是高三的学生，往年的学生临近高考都会打起十二分的精神，可今年的学生却有些"玩世不恭"的态度，都快考试了上课还是一直在聊天，下课也不复习。为了让这段起急的时间过得快点，他只要在办公室就会塞上耳机听音乐，以转移自己的注意力，但是慢慢地发现自己有点耳聋了，有时候学生问他问题，声音小了他就觉得人家光张嘴不说话。

我问他是不是最近熬夜也比较多，他点了点头，学生们正在紧张冲刺的阶段，每天晚上十点半才放学，等到他回家入睡的时候一般都已经晚上十二点多了，有时候钻研一道化学题可能会熬夜到凌晨。

他告诉我，他最近还添了个毛病：经常口干咽痛，上火严重。我告诉他，他这是肾阴虚导致的，回去之后应当尽量早些入睡，懂得调节自己的心情，吃些用猪肾烹调而成的膳食，能辅助治疗他所出现的上述症状。

◆ 韭黄炒腰花

具体做法：取猪肾 200 克，韭黄 100 克，将片好的腰花放到清水中浸泡；另取一个干净的碗，倒入生抽、盐、胡椒粉、白糖、料酒调和均匀；将锅置于火上，倒入适量清水，水沸后放入猪腰焯掉血水；另取一锅，倒入适量植物油，放入生姜丝、大蒜爆香，之后放入腰花翻炒，再放入韭黄翻炒几下；淋上调味汁翻炒几下即可。

此菜肴有健肾补腰、和肾理气之功效。

◆ 猪肾芡实莲子煲

具体做法：芡实提前放到清水中泡 10 小时；干虾仁、百合干提前 1 小时泡发；香菇择洗干净，沥干水分；将锅置于火上，倒入适量植物油，放入香菇爆香，之后防入芡实进行翻炒，再放入莲子、虾仁翻炒一会儿，倒入适量清水，翻炒均匀，焖 20 分钟，放入百合，焖 5 分钟，最后放入猪肾，调入少许盐，翻炒均匀，焖 2 分钟即可。

补肾疗虚、生津止渴理脾健胃、利湿消积、补肾固精宁心安神。治肾虚腰痛，身面水肿，遗精，盗汗，老人耳聋。

猪肾性平味咸，有非常好的补肾养精、止消渴之功，适用于肾虚导致的腰酸腿痛、耳鸣耳聋、水肿、小便不利等症。中老年人经常吃猪肾能补肾养精，能有效强健骨骼、维持性能力。

从现代医学的角度上说，猪肾富含蛋白质、脂肪、糖类、钙、磷、铁、维生素等，肾虚体弱者适当多吃一些有非常好的补益之功。

一般人都可以吃猪肾，特别是老年肾虚耳聋者，不过烹调时，不宜选择煎炸的烹调方法；高血脂、高胆固醇者忌食，因猪肾里面胆固醇的含量比较高。

第六章 肾火——辨别虚实再去火

海参，滋阴补肾不上火

海参是名贵的滋补品，有滋阴补肾之功。到了秋季，很多人都会开始进补，秋冬季节进补对人的养生保健过程来说非常重要，可以调节、恢复身体各个脏器之功能。经过炎热的夏季，很多人的脾胃功能减弱，适当进补能恢复脾胃功能，增强记忆力、延缓性腺衰老，预防动脉硬化、抗肿瘤。

到了秋冬季节，需以滋阴为主，不适合吃太多的温热之品，以免虚火上炎，影响到身体健康。海参是滋阴去火的佳品，而且性质平和。《本草纲目拾遗》中有记载："海参，味甘咸，补肾，益精髓，摄小便，壮阳疗痿，其性温补，足敌人参，故名海参。"

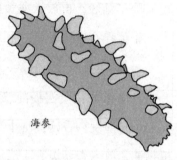

海参

去年秋天有位女士来诊所看病，她告诉我，自己最近一段时间经常口干、盗汗、五心烦热、便秘、失眠多梦。她觉得自己可能是最近工作忙上火了，就买了些荷叶泡茶来喝，打算给自己降火，哪知喝了一个星期之后不但没改善症状，而且还有些出虚汗，胃口变差了，后经人介绍找到了。

我对她做了一番检查，发现她出现的是虚火，于是对她说，荷叶是用来降实火的，怎么可能治愈她出现的虚火症状呢？只有滋阴补虚才可以平息虚火。我给她推荐了两款海参膳食，嘱咐她回去之后经常烹调来吃。

◆葱烧海参

具体做法：将水发小海参洗净后整个放到冷水锅内，开大火烧沸，煮5分钟后捞出，沥干水分；另换新水，调入盐、白糖、生姜、鸡精、料酒、酱油，水沸后放入海参煮5分钟，倒入容器内浸泡半小时，让海参充分入味儿；在锅中倒入适量油，油温至八成热的时候放入葱段煸至金黄；将入味的海参同汁一起倒入锅内，烧至快干的时候调入水淀粉，开大火收汁即可。

此菜肴有滋阴补肾、养血润燥之功，用于虚火上炎、精血不足而致的五心烦热、口干、便秘、失眠多梦、体虚、须发早白等症。

◆海参汤

具体做法：水发海参若干，全鸡1只。取水发海参适量，去除其腹内膜，洗净后切片。全鸡清理干净，炖汤备用；海参片放到锅内稍炒，调入鸡汤、调料即可。

此汤有补益五脏，强肾益精，理虚养血的功效。

海参性温，味咸，吃海参可以治疗精血亏虚、身体虚弱、阳痿梦遗、肠燥便秘等症。因此非常适合身体虚弱、气血不足、产后体虚者食用。

此外，海参营养丰富，有提升人体免疫力之功。海参中含有人体所需的50多种营养成分，其中胶原蛋白的含量非常高。日常进补对身体健康有利。海参不但有非常好的补益作用，而且其所含的胆固醇非常低，为典型的高蛋白、低脂肪食物，非常容易消化吸收，适合各个年龄段的人食用。高血压、高血脂、冠心病患者可以经常吃海参作为日常调理。

海参中含有可以调节神经系统、消除疲劳、延缓衰老的成分，能够有效促进人体的生长发育、益智健脑、增强精力、抗衰老。海参中含有精氨酸，它是构成男性精细胞的主要成分，可以强精利肾，预防性腺衰老，女性经常吃海参有美容养颜的功效。

　　虽然海参对人体有诸多益处，但是吃海参的时候还需注意以下几点：参不能和甘草同食；海参也不宜和醋同食，因为醋会中和海参里面的营养成分；年纪太小的儿童最好少吃海参，体格虚弱的儿童可多吃一些；脾虚、痰多者要少食或禁食海参，否则会加重肠胃肝脏的负担；感冒未愈、痰多咳嗽、腹泻等不宜吃海参；肝肾功能较差的人，如乙肝患者、肾炎患者均不宜用海参滋补。

栗子杜仲猪尾汤，专治足跟痛

　　足跟一侧或两侧疼痛，没有红肿，行走不便，则为足跟痛。主要为足跟的骨质、关节、滑囊、筋膜等处病变诱发的疾病。常见的是跖筋膜炎，通常发生于久立或行走工作者的身上，长期、慢性轻伤导致的，表现为跖筋膜纤维断裂和修复过程，在跟骨下方偏内侧筋膜附丽处骨质增生和压痛，侧位 X 线片上能看到跟骨骨刺。不过有骨刺不一定出现足跟痛，跖筋膜炎不一定有骨刺。

　　从中医的角度上说，足跟痛多为肝肾阴虚、痰湿、血热等导致的。肝主筋、肾主骨，肝肾亏虚，筋骨失养，复感风寒湿邪或慢性劳损便会表现出经络瘀滞；气血运行受阻，筋骨肌肉失养，进而出现足跟痛。

　　中老年人很容易发生足跟痛，通常为外邪入侵体内，导致经络阻滞，气血运行不畅，肝肾阴虚，进而诱发足跟痛。

　　前段时间，正处在更年期的张姐来到诊所，她告诉我，她已经被足跟痛困扰了半年之久。一开始走路或用手轻压足跟就能感觉到疼痛，现在症状越来越严重，有时候痛得不敢走路，尤其是早晨刚起床的时候，双脚踩在地上会钻心地痛，不过走一会儿路后疼痛就会稍微缓解。后来到医院拍了个片子，没有发生骨折也没有骨刺，这是怎么回事儿呢？

我问她，除了足跟疼痛之外还有没有其他不适，她告诉我，她经常头晕耳鸣，夜间经常失眠、烦热，腰腿有时候没劲儿。我断定她这是肾阴虚火旺导致的。阴虚生内热，就会表现出失眠、烦热。肾经经过足部，人在肝肾阴虚的时候，肾经之气血流通会受阻，进而出现足跟痛。想改善这种情况，应当从滋阴补肾着手。我没有给她开药，而是嘱咐她回去之后熬些栗子杜仲猪尾汤来喝。

具体做法：取栗子 200 克，杜仲 15 克，猪尾 1 条，大枣 2 枚，陈皮 1 块；将栗子去壳之后剥洗干净；杜仲、陈皮、大枣一同放到清水中浸泡几分钟，洗净，猪尾洗净后切成段状，之后将所有食材都放到沙锅内，倒入适量清水煮沸，之后转成小火继续炖 2 小时，调入少许盐即可。

此汤之中的栗子性温，味甘平，是滋补强身的佳品，有非常好的滋阴补肾、活血强筋、健脾养胃之品，能治疗反胃、泄泻、咯血、便血、筋伤骨折等症。中老年人经常吃些栗子能有效预防足跟痛。

栗子富含营养，能基本满足人体的营养需求，栗子中所含的不饱和脂肪酸能有效预防高血压、冠心病、动脉硬化、骨质疏松等症，为抗衰老、防病健身之佳品，儿童经常吃栗子能预防口舌生疮，成年人经常吃栗子可以促进脂类代谢，能补益肠胃。栗子所含的维生素 C 能维持牙齿、骨骼健康，改善中老年人出现的腰腿酸软、筋骨疼痛等症。

而杜仲有补肝肾，治腰脊酸疼，足膝痿弱，小便余沥，阴下湿痒、高血压、安胎等功效。《神农本草经疏》有记载："杜仲辛甘具足，正能解肝肾之所苦，而补其不足者也。强志者，肾藏志，益肾故也。"

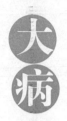

综合上述食材烹调而成的汤有强壮补虚、滋阴去火、强筋骨、补精气等功效，适合肝肾阴虚火旺导致的腰酸、足跟痛、行走不便等症。

🔥 老鸭汤，滋阴补肾不上火

老鸭汤是安徽沿江的汉族传统名菜，汤汁澄清香醇。味道鲜美，鸭脂黄亮，肉酥烂鲜醇，既是美食，又能滋补，深受大众欢迎。

中国素有"春夏养阳，秋冬养阴"的说法，意思就是说，春夏季节阳气生发，养生要顺应时节，保护好身体中的阳气，让阳气更加充足。特别是夏季，阳气最为旺盛，人体内的新陈代谢变得旺盛，营养消耗增多，再加上天热的时候人体排汗量大，易导致阳气外泄。想养阳，首先要注意补身体之虚损，不过夏季的补益不能太过，否则会上火，最好选择清补之法。老鸭汤为夏季的补虚佳品，能滋补五脏之阳，清虚劳之热，补血行水，养胃生津。

几年前的一个夏天，有位女士来诊所看病，她身形消瘦，皮肤黯淡，一副有气无力的模样。后来仔细询问我才得知，每年夏天她都是这个状态，吃不下饭，而且经常低烧，身体疲乏无力，精神状态也不怎么好。由于吃得很少，所以瘦个十几二十斤是很正常的事，而且还经常便秘，晚上睡觉的时候五心烦热，经常失眠。

根据她的叙述和我的诊断，我断定她有些阴虚，再加上受暑热邪气的侵袭，就出现了虚火上炎症状。想改善这种症状，应当从滋阴补肾着手，我给她推荐了老鸭汤。

老鸭汤的具体做法：取老鸭1只，宰杀后放尽血，放到开水中烫一下，褪毛，去掉内脏、爪子，用水洗净之后沥干水分；冬瓜去皮之后洗净、切开；葱洗净之后切段；姜洗净之后切片；老鸭切成大块；将锅置于火上，倒入适量植物油，油热后放入葱姜煸香，放入鸭块略煎；另取一沙锅，倒入足量清水，煮沸之后，放入炒好的鸭块和冬瓜，开大火煮 20 分钟，之后转成小火继续煲 1 小时，调入适量盐即可。

鸭肉性味甘寒，入肺经、胃经和肾经，有非常好的滋补功效，可大补虚劳、滋五脏之阴、清虚劳之热、补血行水、养胃生津、止咳自惊、消螺蛳积、清热健脾、虚弱水肿。适用于身体虚弱、病后体虚、营养不良性水肿。《滇南本草》中有记载："老鸭、母鸡肉皆善于益血补虚。"

鸭肉的营养价值非常高，蛋白质含量比畜肉高很多，鸭肉里面的脂肪、糖类含量适中，尤其是脂肪均匀地分布在全身组织内。鸭肉里面的脂肪酸主要为不饱和脂肪酸、低碳饱和脂肪酸，含饱和脂肪酸量比猪肉、羊肉少很多。研究表明，鸭肉里面的脂肪和黄油或猪油不同，其所含的饱和脂肪酸、单不饱和脂肪酸、多不饱和脂肪酸比例接近理想值，其化学成分和橄榄油接近，有降低胆固醇的功效，能有效防治心脑血管疾病，适合动脉粥样硬化人群。

鸭子有补益之功，一般人均可食用，不过鸭肉性凉，脾胃阴虚、经常腹泻者忌用。而且鸭肉不能和龟肉、鳖肉同食。

羊肉 + 豆腐，补肾阳，不上火

一入冬，很多家庭都会储备一些羊肉，因为羊肉有温阳补肾、暖身的功效，冬季用羊肉涮火锅，吃得浑身热气腾腾的。《本草纲目》中提到："羊肉能暖中补虚，补中益气，开胃健身，益肾气，养

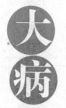
胆明目，治虚劳寒冷，五劳七伤"，而且冬季是进补的好时节，此时吃羊肉不仅能益气补虚，而且能促进血液循环，提升机体的御寒能力，特别是对于那些到了冬季就会手脚冰冷的人来说，用羊肉补身御寒的效果是非常好的。

但是有一点是值得大家注意：羊肉偏燥，很多人连续吃几天羊肉之后发现自己上火了。吃羊肉虽好，但是很多人担心吃了羊肉之后会上火，究竟怎么做才能既享得美味、补充营养而又不上火呢？

正确的搭配才是降低羊肉燥性的正确方法，比如，刚吃完羊肉不能立即喝茶，否则易导致便秘；羊肉不宜与醋同食，否则易生火动血。但是羊肉与豆腐、莲藕、白萝卜、菠菜等搭配在一起食用，不仅不会上火，还能清凉、解毒、去火。豆腐不但能补充多种微量元素，其所含的石膏还可以清热泻火、除烦止渴。接下来先为女性朋友们介绍两款羊肉和豆腐搭配的烹调方法：

◆羊肉炖豆腐

取羊肉和豆腐各 250 克，香菜、粉丝各 100 克；豆腐洗净后切成块；青菜洗净后切成段；羊肉先放到锅中焯一下，切成片状；香菜洗净后切断；将锅置于火上，倒入煮羊肉的汤水，放入羊肉、葱姜同煮；煮沸后放入豆腐、辣椒油，倒入洗好的青菜、香菜同煮，放一小把粉丝，调入适量盐煮沸即可。此膳食有补益气血、补肾壮阳的功效。

◆羊肉冻豆腐

羊肉（肥瘦）500 克，冻豆腐 1500 克，菠菜 100 克，粉条 250 克，韭黄、香菜各 10 克。羊肉洗净之后切成 4 厘米见方的块；羊肉块投入冷水锅中，开大火烧开，撇掉上面的血沫；再加花椒面、精盐、姜末、虾米，开小火炖烂；冻豆腐挤干水分之后切成 4 厘米的方块并放到羊肉锅中，炖 10 分钟后放入粉条、菠菜，烧制；烧沸后撒入韭黄末、香菜、味精，出锅装盆即可。此膳食能补肾壮阳，补虚温中的功效。

羊肉肉质细嫩，容易被消化吸收，蛋白质含量高，但脂肪含量相对较低，多吃羊肉能提升机体免疫力。从中医的角度上说，羊肉性温，能补气滋阴、暖中补虚、开胃健力；而豆腐性味甘寒，有补脾益胃、清热润燥、利小便、解热毒之功，为补虚强身的佳品。否福的营养丰富，被誉为"植物肉"，羊肉与豆腐搭配烹调，美味而腻，温阳而不燥，是不可多得的美味膳食。

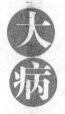
运动按摩，用简单的方法有效强肾

🔥 太溪穴，补肾气、壮肾阳

我们都知道，热会导致上火，比如暑热，怒热，但是你知道吗？寒同样会导致上火。寒邪过盛，身体内就会表现出热证、热病，就是说这个虚火其实是寒诱发的。可是寒究竟怎么诱发"火"的？

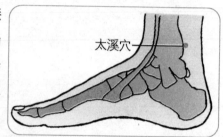

太溪穴

身体内的寒气过重，会直接伤肾，导致肾气虚弱，身体内的各个脏器功能下降去，气血两亏。肾主水，肾精蒸腾汽化，对于尿液的生成，津液的输布、排泄、维持体内津液的代谢平衡来说有着重要作用。而津液的生成、输布、排泄虽然涉及脾胃的游溢精气、运化转输精微；肺的宣发肃降、通调水道；大肠主津；小肠主液；三焦气化等多个脏腑的气化功能实际上都是以肾之精气的蒸腾汽化为主宰的。

一旦寒气入侵体内伤及肾脏，身体中的各个脏腑器官则无法被滋润，缺乏水的滋润、润滑，身体则易生热，比如肝脏，肝属木，缺乏肾水浇灌就会变燥，肝火显著。

若肾阳不足，血液循环就会缺乏动力，身体内的气血不能顺利流到头部，若供养头部的血液不足，就会表现出眼睛干涩、口干舌燥、咽干咽痛等上火症状。我们的面部器官很容易受外界的细菌、病毒感染，一旦面部器官上火，而又没能及时清火，就易患鼻炎、咽炎、牙周炎、扁桃体炎、中耳炎等症。

肾阳有温煦的作用，体内的肾阳不足，人就会畏寒怕冷，即我们平时所说的"体寒"。体寒的人感受的寒是内寒外寒相互作用的结果，这些人体内的温热功能较差，身体内总是寒气占主导地位，所以通常会表现出寒象。加上天气寒冷，内寒外寒共同作用在人体，人就会觉得自己如同入了冰窖。

体寒者不仅会觉得发冷，还会上火，因此降火驱寒迫在眉睫。经常生寒，不妨艾灸太溪穴（位于足内侧，内踝后方，内踝尖和跟腱间的凹陷处），手指按上去能感受到动脉跳动，如果这个穴位没跳动，说明患者阴气缠身，比较危险。

太溪穴有滋肾阴、补肾气、壮肾阳、理胞宫等作用，无论是生殖系统疾病，还是肾阴肾阳不足、腰痛、下肢功能不利等疾病，均可通过艾灸此穴治愈。

开始艾灸这个穴位的时候如果没有什么感觉，说明身体内的寒气比较重，可以多艾灸一会儿，让热渗透至肾经，即可直接为身体补充热量和阳气。

劳宫、涌泉和神阙，去除肾火心安宁

很多时候，肾火旺并不是指肾阳旺，而是阴虚导致的热，也就是中医上提到的相火妄动。其主要症状包括：面赤颧红、小便发黄、遗精、骨蒸潮热。肾火动，其他脏腑也会跟着出现症状，肾火"烧"至心，就会五心烦热、心虚不宁，这就是为什么有的人并没有遇到什么烦心事，可是却坐立不安；肾火"烧"至肺，则易咳嗽；肾火

"烧"至胃，胃部就会产生灼热感。

前段时间有位患者来诊所看病，他告诉我，他是个业务员，工资待遇都很好，家庭也比较美满，可就是工作太忙，三天两头出差。连续工作了几年之后，自己开始头晕眼花、腰膝酸软，最开始没放在心上，但是病情越来越重，想来可能是工作忙碌导致的肾虚，于是自行服用了一些壮阳药，但是没什么效果，后经人介绍找到我。

其实，他出现的上述症状主要是因为生活不规律、心理压力过大导致的肾虚火旺、阴虚暗耗，应当采用镇心安神、平调阴阳、清心补肾之法调养身体。接下来为大家推荐几个钟按摩方法，有助于去除肾火。

按摩劳宫穴

劳宫穴位于手掌心，第2、3掌骨间偏于第3掌骨，握拳屈指时中指尖处。

劳宫穴的具体按摩方法：用双手拇指互相按压，也可将双手顶在桌角上按劳宫穴，时间不限。

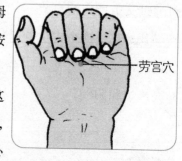

劳宫穴

劳宫穴是指心包经的高热之气在这个地方带动脾土里面的水湿气化为气，按摩此穴能为心脏灭火，心火妄动、心神不安通常为肾阴虚火旺的表现。有些患者阴虚内热，最常见的症状就是五心烦热，心烦不安，心情很难平静下来，手脚心发热。灭掉心脏的火，即可将肾阴虚里面的五心烦热症状消除，心脏的火消了，气血畅通了，即可反过来滋养肾脏。如此一来，肾阴虚症状好转，肾脏里面的阴阳趋向平衡之后，肾精就会变得充足。

按摩涌泉穴

涌泉穴位于足底部,蜷足时足前部凹陷处,足底第 2、3 跖趾缝纹头端和足跟连线的前 1/3 和后 2/3 交点处。

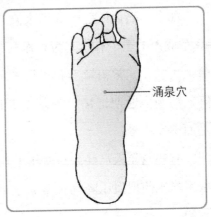

涌泉穴

涌泉穴的具体按摩方法:搓热双手,用左手手心按摩右脚脚心,右手手心按摩左脚脚心,这种按摩方法能强肾、滋阴、降火,非常适合老年人经常出现的虚热症状。

涌泉穴直通肾经,为浊气下降之处,经常按摩涌泉穴有益肾补精、强身健体、防止早衰等作用,而且可以疏肝明目,促进睡眠,可以治疗肾亏导致的眩晕、失眠、耳鸣等症。

按摩神阙穴

神阙穴位于脐中央。

神阙穴的具体按摩方法:平躺在床上,摒除杂念,保持心平气和,搓热双手后,将手掌覆在神阙穴上,先用右手沿着顺时针的方向稍用力按摩 100 次,之后用左手逆时针按摩 100 次。

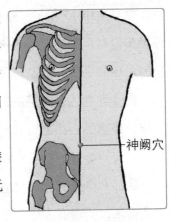

神阙穴

神阙穴为人体任脉之要穴,经常按摩神阙穴能调和脾胃、益气养血、温通元阳、复苏固脱,有良好的养生保健功效。

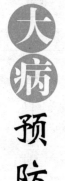

大病预防先去火

如今，高血压已经成了大众疾病，全国有高血压患者2亿，每10个成人中至少有2人为高血压患者。高血压最典型的症状就是头晕、头痛。经常头晕不利于思考，会降低工作效率，导致注意力下降，特别是近期记忆出现减退。长时间高血压易导致脑供血不足，进而诱发头晕。

有些老年人已经患高血压十几年甚至几十年，已经适应高血压，服用降压药把血压降到正常状态时会由于脑血管调节的不适而出现头晕。

从中医的角度上说，肾虚过大时，肾脏里面的经期会不足，肾精不足，身体内的营养液就会缺乏，出现血液黏稠度过高，由此我们不难推断，高血压的主要诱因是肾虚。肾虚者大都喜欢吃过咸的食物，口味重，或喜欢吃辛辣之品，说明身体功能在衰退。若身体正常的话，饮食应该是比较清淡的。

去年冬天，有位老人来诊所看病，老人告诉我，自己今年65岁，患高血压15年了，经常觉得头晕，不敢低头，因为每次低头后再抬头的时候都会觉得头晕眼花。他告诉我，这些年来一直靠药物控制血压的平稳，但是身体仍然经常觉得不适。

我告诉老人，没事的时候搓搓脚心，能辅助治疗高血压。具体操作：搓热手心，之后对着脚心进行摩擦，这种方法能健肾、理气、益智、交通心肾，让水火相济，辅助治疗高血压。

足部和全身脏腑经络之间有着密切的关系，它们承受着身体的全部重量，所以有人称足部是人体的"第二心脏"。刺激足部能调理人体全身功能，治疗脏腑病变。各个脏腑器官之间相互关联，一旦其中哪个脏腑器官出了问题，其他脏腑器官久会跟着出问题。没事的时候活动活动脚趾，各个脏腑器官功能就会变得活跃，如此一来，整个五脏六腑功能都能处于活跃状态了，搓脚心的时候也应当动动脚趾。

在我们的脚上分布着诸多穴位，足大脚趾是肝、脾二经的通路，多活动大脚趾能疏肝健胃、提升食欲，对于肝脾疾病有辅助治疗的作用。第4脚趾属胆经，可治疗小儿遗尿症，矫正女性子宫体位，因此没事的时候用足底心踩踩鹅卵石，让脚底的各部分都受到一定的刺激，对身体是大有益处的。患上高血压之后，坚持搓一段时间的脚心就能看出效果，千万不能三天打鱼两天晒网。

尤其是刚患高血压的患者，不要急着吃药，可以采用搓脚心的方法看看血压能不能被控制住。因为长期服药对肾脏不好。肾藏精，先天之精禀受父母，是与生俱来的，为构成人体的原始物质，精藏于肾，为人体生育繁殖之基本物质。

后天之精微五脏六腑之精，源于水谷精微，由脾胃化生而成，同时灌溉五脏六腑，成为五脏六腑之精，五脏六腑满足基本生理需求之后，多余的精微物质就会储存到肾。

虽然先天之精和后天之精的来源不同，但是最终都会归到肾，在肾内进行贮存、封藏，二者相辅相成，于肾内密切结合，组成肾中精气，进而维持机体之生命活动、生殖能力。而乱服降压药就会对肾脏产生一定的伤害，甚至会危及生命安全，因此高血压患者服药时一定要慎重。

大病预防先去火

🔥 肾火旺，穴位按摩＋推腹

　　肾是人体生命之根本，主管封藏人体之阳气、阴精，一旦肾精不足，津液消化过度，肾阴不足，就会导致虚火过旺。由于缺乏滋养身体的阴液，所以血液黏稠度会上升，如此一来，人很容易出现高血压、高血脂、糖尿病等疾病。"三高"是主要的脾肾而脏病变，最典型的症状包括：高血脂、高血压、高血糖。

　　在治疗"三高"疾病时，应当从滋阴着手，因为肾虚很容易导致内分泌功能紊乱，免疫功能下降，畏寒怕冷，易感冒，而且可能会影响到其他脏腑器官的生理功能，想做到肾精充盈、肾气健忘，可以每天适当做做按摩。

按摩丹田穴

　　丹田穴位于肚脐下 1.5 寸处，相当于气海穴的位置。

　　具体按摩方法：搓热双手之后，将掌心放到丹田穴上进行旋转按摩 100 次。

　　此按摩方法有健肾固精之功，而且能改善胃肠功能。

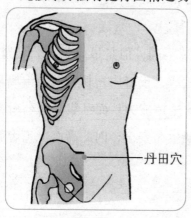

丹田穴

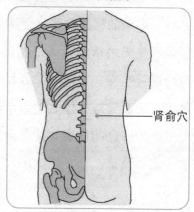

肾俞穴

按摩肾俞穴

肾俞穴位于第 2 腰椎棘突下，旁开 1.5 寸处。

具体按摩方法：搓热双手之后将掌心放到肾俞穴上来回按摩 50 ~ 60 次，两侧同时或交替进行。

此按摩方法能防治肾虚腰痛。

按摩涌泉穴

涌泉穴位于足心凹陷处，是足少阴肾经的首穴。

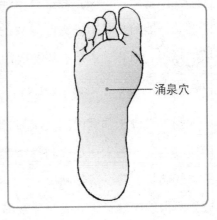

涌泉穴

具体按摩方法：用右手中间的三根手指按摩左足心，用左手三指按摩右足心，左右交替进行，分别按摩 60 ~ 80 次至足心发热即可。

此按摩方法能强筋健步，引虚火下行，防治心悸失眠、双足疲软无力等症。

按摩大钟穴

大钟穴位于足内侧，内踝后下方，跟腱附着部内侧前方凹陷处。

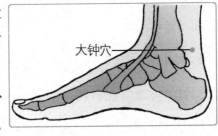

大钟穴

大钟穴的具体按摩方法：将大拇指指腹按压到大钟穴上，进行有节奏的点按，连续点按 20 次。

大钟穴为肾经上的略穴，有补肾阴、强腰骨、清脑安神等功效，能够治疗肾阴虚火旺导致的精力不济、心神不宁、失眠、失声等症。

按摩复溜穴

复溜穴位于复溜穴位于小腿内侧，太溪直上2寸，跟腱前方。

复溜穴的具体按摩方法：将手拇指指腹按到复溜穴上，分别按揉左右侧复溜穴各36次，至穴位处产生温热感即可。

复溜穴属足少阴肾经，有很强的滋补肾阴之功，能治疗肾阴虚火旺导致的口干、干咳、哮喘、怕热、盗汗、烦躁等症。

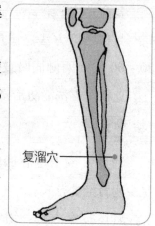

复溜穴

按摩阴谷穴

阴谷穴位于腘窝内侧，屈膝时半腱肌腱和半膜肌腱之间，是人体足少阴肾经上的重要穴道之一，能调补肝肾、清热利湿、舒经活络。按压阴谷穴不但能缓解肾阴虚火旺导致的盗汗、烦热等症，还能利尿通膀胱，而且能缓解阳痿早泄、不孕不育等症。

阴谷穴的具体按摩方法：一边缓缓吐气，一边用左右手示指同时按压阴谷穴几秒钟，至穴位处产生痛感即可。

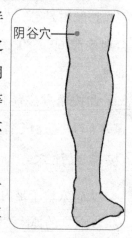

阴谷穴

按摩耳郭

具体按摩方法：用掌心对着太阳穴，手掌向下，按握住耳郭，轻揉10次，至耳朵微红，有点温热；用双手掌将耳朵从后带动到耳郭向后扫，重复上述操作10次；双手握成空拳，用食指、拇指沿着耳郭上下来回摩擦数十下，让耳郭充血发热。

我们的耳是人体六条阳经经脉汇集之处，通过按摩耳郭，能调和人体阴阳，不但能够补肾去肾火，还能健脑、聪耳、名目等，在一定程度上缓解肾阴虚火旺导致的心慌、头痛、头昏、腰腿痛。

揉搓耳垂

具体按摩方法：手指轻轻捏住耳垂，反复揉搓，同时用力前后上下拉动，力度以不疼痛为限制，每天按摩 2 ~ 3 次，每次按摩 1 分钟。用双手的示指和拇指指腹分别提揉双耳耳垂，先轻轻捏揉耳垂半分钟，至其发红发热之后揪住耳垂向下拉，放手，让耳垂恢复到原形。

在我们的耳垂上分布着头、额、眼、舌、牙、面颊等穴，按摩耳垂不但能补肾，去肾火，还能加强元气，激发、推动全身脏腑组织器官。经常按摩耳垂能缓解肾阴火旺导致的耳聋、耳鸣、心神不安、失眠等症。

推腹法

除了按摩之外，还可采用推腹的方法治疗虚火旺盛。

推腹法的具体操作：对着肚子进行推按，用手指、手掌、拳头都可以，从心窝向下推至小腹。

推腹不但利于经脉气血之畅通，降虚火，还能治疗多种慢性疾病。因为人体的经络都通过腹部，通过推腹来按摩十二经脉，打通经脉气血，让静脉通顺。现代研究表明，按揉腹部既可强健脾胃，促进血液循环，又可防治中老年便秘、胃肠溃疡、周期性失眠、前列腺炎、肾炎等症。

不管是采用按摩的方法还是推腹的方法，都要注意重点按摩疼痛处，而且要坚持长期按摩，这样才可让身体迅速好转起来。按到穴位的时候你会有不同的感觉，有时候觉得酸痛，有时候觉得刺痛，有时候觉得麻木，有时候觉得酸胀，应当将按摩重点放到最痛处，将病灶揉开。

按摩的过程中配合适当的药物治疗效果更佳，比如枸杞、山药、地黄等，都是非常不错的。同时注意规范自己的饮食，选择容易消化吸收、营养丰富的食物，补肾之前先健脾和胃、理气消积，促进脾胃之运化功能。

第七章 心火

——病由心生，心火要『防』也要『去』

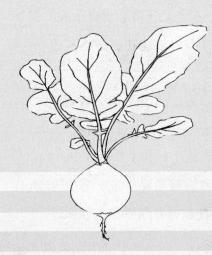

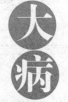

心火上升，身体异常，去除心火身轻健

🔥 午时小憩，养护心经防上火

午时，即中午 11：00 ~ 13：00，这段时间心经当令。古典小说之中提到的行刑时间就是"午时三刻"，午时三刻将近正午 12：00，此时太阳高挂天空，为地面上阴影最短的时间，一天中的阳气在这个时间段最为旺盛。

午时为人体气血阴阳交换的临界点，以人体气的变化来说，阳气由半夜子时产生，午时最为旺盛，午时过后，阴气逐渐变盛，子时的阳气最为旺盛。因此，人体阴阳气血的交换在子时和午时。

心经不畅，午时就会有所反应，患者会出现煎熬感，觉得胸闷、呼吸不畅，或耳鸣、声哑，等到晚上常常难以入眠，而且多梦、盗汗、内心惶恐不安，总是觉得好像有什么事情要发生。所以，此时一定要照顾好自己的心经，宜静不宜动，将心火降下来。这就是为什么午时要小憩一会儿，休息 30 分钟就能让心脏得到很好的照顾。

人在午时睡一会儿，对养心大有好处，能让人从下午一直到晚上都精力充沛，特别是对于高血压患者来说，午休对身体大有益处。当然了，午休的时间也不能太长，最好不要超过 1 小时。

《黄帝内经》之中提到，凡善于养生者，首先要"法于阴阳"，意思就是说，想要养生保健，首先要懂得并遵循自然界和人体阴阳转换的客观规律，不能逆天而行。《黄帝内经》之中还提到，"阳气尽则卧，阴气尽则寐"，午时阳气最盛，阴气衰弱，因此适合休息一会儿。能滋阴，让身体自我调整，协调脏腑之间的关系，有助于体内元气的恢复。

很多人都有过这样的经历，没吃早饭或者早饭吃得比较少，到了中午11：00~13：00的时候，就会由于气血不足而头晕。所以，不管工作多忙，都必须要吃早餐，而且要吃好早餐，这样才可以避免"油尽灯枯"。

提醒大家注意一点，养护心经的重点就是减轻心脏负担，防止心脏过度兴奋。所以，茶、咖啡、酒等都要适可而止。肥胖、高血压、浮肿患者更要少摄入高糖、肉类、点心、过于油腻的肉类、含盐高的食物等。

心属火，很多失眠都和心火过旺有关，坚持每天中午小憩一会儿，能够避免心火过旺。午睡的时候，心会处在沉静的状态，这是一种非常好的养神的方法。

🔥 成年女性长痤疮，从调整情绪治起

人有七情：喜、怒、忧、思、悲、恐、惊，一旦某种情绪长期过度得不到改善，就会导致痤疮。尤其是上班族，承受着各方面的压力，对物质的追求比较强烈，欲望大，而久欲不遂就会生火。这种情况可能发生在任何年龄段的人身上，所以这种情绪失调引发的内火导致的痤疮也就可能发生在任何年龄段的人身上了。

国外给这类痤疮取了个专门的名字"成年女性痤疮"，就是指三四十岁的时候还在长痤疮。女性比男性的心思缜密，很容易受

外界的"风吹草动"的影响而发生情绪的变化。化火的机会增加，她们并不需要吃去火的药，除非痤疮处在急性期，又红又肿又痛，此时可以用点清热药，或局部用抗生素软膏消除红肿。不过这些都是治标不治本的方法，想要从根本上消除痤疮，还应该从调节情绪着手。

一个人如果心态平和、宠辱不惊，皮肤也会变得好起来；如果这个人事事斤斤计较，一天到晚皱着眉头，闷闷不乐，那么这个人的皮肤也会跟着"遭殃"。

从生理学的角度上说，皮肤是人体的屏障，目的是保护身体，防止外界的物质伤害身体。能透过皮肤的物质是非常少的，所以不管我们用的是什么样的高级保养品，想要让它透过皮肤吸收进去，效果总是不那么理想。很多时候，用在表面上的东西并没有吃下去的效果好。

化妆品并非价格越高的就越好，而是越单纯的越好。随着年龄的增长，皮肤会慢慢萎缩，表皮变薄，所以需要给皮肤补充点水分滋润滋润。

平衡七情，寡淡六欲，有些东西得之淡然，不得泰然，怀揣"宠辱不惊"之心，这样在面对得失的时候就不会狂喜或悲伤抑郁了。任何一种情绪的过度对身体健康都是无益的：喜伤心，怒伤肝，悲盛怒，忧伤肺，思伤脾，恐伤肾，惊伤肝胆。调整好自己的心情不仅能预防内火的上升，也是身体健康的保障。

年轻人阳气盛，心平气和火自降

年轻小伙子的火力很壮，但是也容易上火。前段时间，外甥的同学来诊所看病，我问他哪里不舒服，他告诉我说自己经常上火，工作的繁忙让张坤一天到晚焦头烂额，嗓子也哑了，嘴上也起泡了。

他的体质本来不错，但是最近忙于工作，睡眠不好，经常加班熬夜让他觉得自己变得非常暴躁，情绪的不稳定导致了上火。我告诉他："你这是情绪不良导致的实火，想去火，先做到心平气和。"

他有气无力地看着我："这样'非人类'的忙碌生活，我怎么做到心平气和？"我告诉他，忙碌的时候不妨听听舒缓的音乐，吃点清香的抹茶，不要将自己置身于与世隔绝的忙碌中，看不到万事万物的美好，一心只有利益。

忙碌过后不要急着躺在床上或者"钻"进手机、电脑里，因为这样做很容易延续不良情绪，应当到外面散散步，呼吸呼吸新鲜空气，对于调节心情大有帮助。现在有很多年轻人都被沉重的压力压得透不过气，这类人应当多到户外呼吸新鲜空气，以缓解压力，调节情绪。

国外有科学家研究发现，食物和运动都能调节情绪，下午 4：30 是节食者一天之中意志最薄弱的时刻，他们通常会在这个时间段控制不住自己，吃大量的零食，导致节食失败。因为这个时间段是一天当中能量最低的时间，此时情绪也最低。研究还表明，食物和运动都有调节情绪的作用，习惯在下午晚些时间吃零食的人在这个时候散步 5 分钟能减少一半的零食摄入量，在最想吃零食的时候出去走走，不仅能调节情绪，还能有效降低对食物的依赖。

此外，在我们的身体上分布着很多穴位，按摩这些穴位也能辅助调节我们的情绪。

第七章　心火——病由心生，心火要「防」也要「去」

219

大
病
预
防
先
去
火

按耳穴

耳朵是人体上的敏感部位，上面分布着很多穴位，治疗疾病的效果也非常不错。心情不好、爱生气的人可以通过按压耳穴来调整情绪，具体穴位包括内分泌（耳甲腔底部，屏间切迹内）和皮质下（对耳屏内侧面），还包括肝区（耳窝外侧正中）、胃区（位于耳轮脚消失处）。

按压内分泌和皮质下的时候如果感觉到疼痛，说明按压已经起到了调节情绪的作用，这时大脑接收到指令调节内分泌，以减少毒素产生，尽最大可能让心情变得好起来。按摩肝区是因为怒伤肝，不利于毒素排出体外，此时需要疏肝，因此要按摩耳穴上的肝区。

按胃区是因为人的情绪不好时，胃会最先受到影响，进而导致胃口下降，不思饮食。胃为先天之本，为水谷化生之源，一旦胃出了问题，就无法顺利转化水谷精微，身体就会失去水谷精微的滋养，人就会易生病。

按太冲穴

太冲穴（位于足背侧，第1、2跖骨结合部前的凹陷处）为肝经上的要穴，不仅能调节肝功能，让肝更易疏泄毒素，还能平息肝火，让人快速消气。喜欢生气的人不妨按按自己的太冲穴。

按合谷穴

合谷穴（手背，第1、2掌骨间，当第2掌骨桡侧中点处）和太冲穴配合按摩，可以让人变得平静，坚持每天

太冲穴

晚上睡觉以前按摩这两个穴位，每次按摩 3～5 分钟，按摩 10 天左右，你就会觉得自己的胸口堵塞感减少了，心情变得舒畅了。

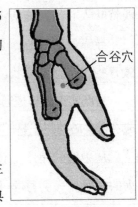

合谷穴

🔥 心火过盛，小儿尿血

心火过盛的主要症状：小便发红，舌尖生疮，内心烦闷，符合这三个症状即可断定为典型的心火。

前段时间有位家长带着孩子来看病，孩子的妈妈告诉我，孩子今年已经 6 岁了，睡在自己的房间里，每天早晨起床后都会自己倒掉尿盆。但是有一天，孩子感冒了，又是周末，妈妈就想让孩子多睡一会儿，早上起床后就自己帮孩子把尿盆倒了。可是没想到孩子起床后发现尿盆不见了哇哇大哭，到了晚上就开始尿血，妈妈赶忙带着孩子去医院检查，没查出血细胞，可尿液的确是红色的。后来就带着孩子来看中医。

我看了看孩子的化验单，之后对孩子的妈妈说，不用太过担心，孩子只是由于着急上了心火，火从小便排出，因此尿液是红色的。我给孩子开了些导赤散，它能治疗急性上火导致的泌尿系统感染或口舌生疮，回去之后只给孩子服了一剂，孩子的小便就不红了。

心火盛者，通常都是因某件小事着急导致的，内心烦热、口渴、面上发红发热，经常想喝冷饮，小便发黄发红，尿起来有痛涩感，舌头会生疮，而且疮一般会长在舌尖，舌尖属心，舌两边属脾胃。

导赤散由淡竹叶、甘草、木通等构成，均有利尿之功。若是还未严重到必须通过吃药治疗的程度，可以用淡竹叶泡茶饮用，因为

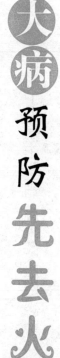

淡竹叶入心经，能清泻心火。

导赤散的清心、去火之功虽然不如牛黄清心丸，但是很适合稍微有些尿路感染症状的心火盛、小便黄，尿时有痛涩感者。

胃肠实火的口疮通常长在舌头边上，不会发生在舌尖，舌尖有口疮或有舌尖破碎一定是心火，此时千万不能用泻药，而是要用利尿药。

从中医的角度上说，心和小肠互为表里，相互对应，在心内有火的时候，火会移至小肠，此时就会小便发红，甚至会尿血，治疗心内的火一定要利小便才可以。中医上提到的大肠与西医中所说的大肠相似，不过中医的小肠代表的是泌尿系统功能。

并非所有的泌尿系统感染都可以通过导赤散来解决。着急上火，初次发作泌尿系统感染的时候可以用导赤散，如果是到后来发展成慢性反复发作，则不能用此方，即使用了也不会有什么效果，此时用性质偏寒的抗生素也不会有显著的效果。

严重的泌尿系统感染只能用作用最强的抗生素亚胺培南—西司他丁钠，即使这样，细菌的耐药性也会超过抗生素的研制速度，因此最好的治疗此病的方法还是提升自身抗感染能力，如此才可避免吃药。

反复感染的身体需要补，患者的体质不同，所对应的药也不同。脾虚者吃补中益气丸，肾虚者吃六味地黄丸，阳虚者吃肾气丸，无论哪种体质者服哪种药，目的都是让身体更加强壮，抗感染能力更强，从根本上防治泌尿系统感染。

🔥 天气炎热，易生心火

夏季天气炎热，气温升高，人们很容易在气候的影响下变得烦躁，生出心火。夏天上火的时候会表现出以下症状：食欲下降、牙龈肿痛、口腔溃疡、头疼头晕等症，心火旺盛时舌尖会起口疮，经常心烦、口渴，甚至小便发红，出现急性泌尿系统感染。心和小肠互为表里，泌尿系统感染即为心火下移小肠导致的。

夏季除了高温，还有一个特点就是多雨，闷热潮湿的环境下，湿邪很容易入侵体内，所以除了会出现上述症状，还会表现出四肢困倦、胸闷等湿邪症状。湿邪是阴邪，侵犯体内，滞留于脏腑经络之中，会阻塞气机。由此我们不难看出，夏季做好保健工作，避免外邪入侵体内，即可有效避免心火的出现。

◆ 调整心情

到了夏季，首先要让自己拥有好心情，尽量将房间布置得干净整洁，点缀一些花花草草，让房间的空气更加清新，看上去更加自然惬意、充满生机。一个人在家里的时候可以看看书、读读报、听听音乐，进而让自己摆脱掉无聊的状态。很多时候，人在有事可做的时候就不会有心思去烦恼些什么了，也就不会生心火了。如果在工作或生活中遇到不开心的事情，不妨出去散散步，和朋友一起逛逛街，做个短暂的旅行，如此一来，心就会豁然开朗。在重压下出现忧郁焦虑时，可以选择健健身、游游泳、练练瑜伽，以排解不良情绪。心火大的危险性很高，保持情绪的平和对身体健康来说至关重要，这也是长寿的基础。

◆ 顺应自然

想要预防夏季上火，首先要注意顺应自然规律，中医上不是有句话叫"顺应自然好养生"吗。《黄帝内经》中提出："春夏养阳，秋冬养阴。"夏季气候炎热，汗液外泄，耗伤心气，进而损伤人体之阳气，所以养阳养心是夏季养生之关键。由此可见，顺应大自然养生还是很重要的。

第七章　心火——病由心生，心火要『防』也要『去』

◆安定神志、清心饮食

用心来安神定志能够很好地支配阳气和血脉的正常运行，同时注意自己的饮食，如此即可有效预防心火。夏季易出现心火的人可以适当吃些新鲜水果预防心火，因为水果多为寒凉性质，阴盛体质者夏季机体代谢旺盛，交感神经兴奋，排汗量大，常常面色通红、口干舌燥、容易烦躁或便秘、喜欢吃凉食物。因此，阳盛体质者可是当吃些寒凉性质的水果。不过提醒大家注意一点，虽然寒凉水果能降火，但是不能过量食用，否则不利于身体健康。

病由心生，静下心来好治病

从孩子出生的那一刻起，伴随着的就是响亮的哭声，但是健康的孩子是很少哭的，因为他们的身体并没有不适，所以也就不需要用负面情绪来宣泄。由此可见，任何人的心情都是身体状态的直接反应，身体健康，心情就会变好，反之，心情不佳，身体就会受拖累。

人的大脑能产生出数百万种神经肽，这些内分泌物质不但可以在两个大脑半球间传递信息，还能将大脑信息传递给全身，进而影响全身的内分泌腺和器官，让真个身体来完成大脑发出的指令。因此心理会影响到人的生理，心情会影响到人的身体健康。中国有句俗话叫"病由心生"，由此可将，身心之间相互作用、相互影响。

有人做过这样的实验：不断用夹子夹实验用大白鼠的脚，让它变得紧张、愤怒、疼痛，破坏它的情绪，通常情况下，反复刺激几个月之后，大白鼠的胃就会发生溃疡，是心情受到重大打击的结果。

很多时候，人生病都和心情有关，大脑皮层功能动用得越多，心思就会越重，对身体的影响就会越大，大脑功能处在最高层次，而身体功能处在最低层次。

一个心重、思想复杂的人受外界情绪影响留下的痕迹就重，对身体产生的影响也会变重。放在别人身上可能没什么，放在他身上就成了大病，因为他们的高层次功能对下层的抑制太重，因此他们比心宽的人更容易患病。

一项调查结果显示，老年痴呆症患者在未受意外伤害的情况下可能比正常人活得更久，因为他们的大脑高层功能丧失，没有了复杂的情感，进而失去了对下层的抑制能力，比心宽的人还心宽，在这种情况下促成了他们拥有健康的体格。

我们都有这样的体会，人在嫉妒愤怒或过于思虑的时候会没有食欲，尤其是愤怒的时候，血压还会上升。因为主管情绪的高层神经抑制了主管胃肠和血管的低层神经，胃肠肌肉不蠕动，胃口就会变差，血管收缩，血压上升。此即为身体的应激反应。

各类疾病都是在应激反应的基础上发生或加重的。"应激"即身体对突然发生的刺激做出的反应，这个刺激会最先影响人的情感，此即为人体的高层次功能，之后高层次会抑制低层次功能。这在疾病发展的过程中起着非常重要的作用，此即为高层次的"心"功能，也就是心生杂念之后会抑制身体的生理功能。

人在产生负面情绪的时候，免疫系统就会产生不同程度的抑制，免疫功能因此降低，各类疾病乘虚而入。所以很多时候，我们对患者是报喜不报忧的，就是担心患者因为着急而病情加重。

人和动物最大的区别就是七情六欲，而正是这些高级之处干扰了人的低层次功能，因此人很容易上火。

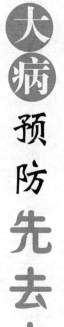

大病预防先去火

脑子转得快、想法多，急功近利者通常很容易上火。中医养生理念的核心就是养心，强调心静。中国有句古话叫"心静自然凉"，凉的时候身体没有多余的火，在这种健康的状态下能充分发挥低层次功能，胃肠得以正常蠕动，血管舒张得恰到好处，免疫系统开启，让人处在不上火、健康的状态之中。

寺院和尚的衣食都是非常简朴的，他们常见风餐露宿，却仍然健康长寿，这和他们的心态有很大的关系。

养生的终极目标就是顺应自然，去掉心对身的干涉和意识对身体的干涉，让脑子管少点，让心更静一点。

古希腊的医学泰斗希波克拉底曾说过这样的话："患者的本能就是患者的医生。"意在强调治病时的心态很重要。身体又疾病、偏差、不和谐的人能在心静的状态下进行自我修复，找出属于自己的平衡状态。

走入"静"态，身体"健"态

既然疾病和人的心态有关，既然"静"有助于控制疾病的发生和发展，那么我们不妨让自己"静"下来。任何一种疾病为应激反应所致，会由于应激反应而加重，松弛反应为减轻应激反应的有效措施。应激反应即为上火，而松弛反应就是指入静。

那么人在进入"静"的状态之后身体究竟会发生哪些变化呢？

◆能耗减少

一项研究发现，睡觉时人的大脑网状结构上行激动系统处在抑制状态，大脑被动进入到抑制过程中。入静时，大脑网状上行激动系统仍然发挥作用。和睡眠状态不同，它会主动进入到抑制活动中，这种主动功能就是调节、恢复、改善大脑功能，能降低大脑高级神经中枢的耗能量，提升其整合功能，改善和谐状态，此时的人会觉得平静、安静。

人进入到安静的状态之后，交感神经会处在抑制状态，副交感神经处在兴奋状态。交感神经兴奋会导致腹腔内脏和皮肤末梢血管收缩、心搏加强加速、新陈代谢亢进、瞳孔散大、肌肉工作能力提升，以供应人体处在紧张状态时的生理需求，让人处在兴奋状态。副交感神经的作用和它相反，副交感神经兴奋的时候，能保持身体在安静的状态下生理平衡，促进肝糖原的生成，进而储蓄能源，让心跳的速度慢下来，血液降低，支气管缩小，节省消耗。进入到安静的状态时，副交感神经功能占主导地位，人体处在安静的状态下。

有些老中医在自己最开始患高血压的时候通常不吃药，而是通过练功将血压降下来，很实用。因为进入安静的状态时，升血压的交感神经受到了抑制，降血压的副交感神经功能得到提升，血管因此而舒张。就相当于盛血的容器变大了，容器内的压力就会下降，血压也就跟着降下来了。

进入到安静的状态之后，人体的能量代谢也就下降，心脏输血量、耗氧量、血糖都会跟着下降，相当于在为身体节约成本，如此一来，人就能健康长寿了。

◆ 胃肠功能被舒缓

胃黏膜脱垂为胃壁黏膜通过胃和十二指肠的接口脱垂至十二指肠内，此状况在慢性胃炎患者身上比较常见，通常发生在30~60岁的男性身上。多数患者胃黏膜脱垂之后还能复位，仅仅出现腹胀、嗳气、上腹隐痛、胃烧灼等症，严重的胃黏膜脱垂甚至会出现"嵌顿"，就是指脱垂至小肠内的黏膜被卡住而出现梗阻。由于是慢性病，所以治疗时短时间很难看出疗效，也没有什么特效药。但是连续练一段时间的入静功之后，疾病就痊愈了。

胃和我们的情绪有着密切的关系，我们平时所说的"添堵"一词就是指胃的感受。主管情绪的是大脑皮层，进入安静的状态之后，大脑皮层会处在抑制状态，原本被大脑皮层扰乱的交感神经和副交感神经摆脱大脑皮层的管制之后即可充分发挥自身功能，包括调节内脏、胃黏膜的能力。这样一来，久治不愈的胃黏膜脱垂也可以被迅速治愈。

◆入静的效验有些是超出仪器感知的

前面所提到的都是能被仪器感知的效验，而有些效验是不能被人体感知的。比如，我们都知道心脏有泵血、运血、内分泌的功能，但是国外有人在做了心脏移植手术之后却发现自己开始喜欢喝可乐，在此之前他对可乐没有任何兴趣。到后来才知道，给它捐心脏的是个年轻人，生前非常喜欢喝可乐，而且每天都要喝。为什么嗜好会随着心脏的移植转移到另外一个人呢？我们无从而知。

从理论上说，心脏功能和情感并没有直接关系，大脑才是负责情感的器官，大脑出问题之后情感才会发生改变。经过这个事件很多人都在推断，一定还有现代科学尚未发现的，没能囊括到现有理论的物质，入静对人体的益处也一定不仅仅是仪器测到的那些。

心有火，则神不得安

心主神明，心主神志的生理功能正常，就会神志清明、思维敏捷、精力充沛；若心主神明之功失调，就会表现出失眠、多梦、神志不凝，或反应迟钝、健忘、甚至会昏迷。

仔细观察你就会发现，自己会在紧张的时候表现出心神不宁，这些情况的发生为自主神经功能紊乱的表现，之所以会有这样的表现，主要是因为内心所藏的神不足而致的。生病的时候，我们应当先安神；心火过大的时候会心神不安，人就会丧失意识，甚至会昏迷，因此不能忽视心火。

记得有一次，一位朋友大半夜打电话让我赶过去一趟，我们住在一个小区，我听声音不对就急忙跑了过去。一进门，我就发现家里一团糟，原来，朋友的妻子总是怀疑他有了外遇，今天两个人又因为他下班回家晚了而吵起来，吵着吵着就摔起了房间里面的东西，后来妻子的神情就变得恍惚了，直接晕倒在地。

我想可能是这段时间的心情本就不很好，再加上一时的气急，导致心火上炎。心火上炎之后，人就会面色发红、耳鸣、牙痛、咽喉痛、头痛等，我仔细观察朋友的妻子，发现她出现的外部表征和心火上炎症状很像。

既然有心火，需要肾水的滋润才能保持水火平衡，否则会发生一系列"心火上炎"症状，心火还会变得非常亢盛，肾水失去制约能力后，就会心火上炎、心神妄动。

我立刻给朋友的妻子服了牛黄清心丸。没过多久，朋友的妻子就醒了，为了防止她再出现之前的症状，当晚我就睡在了朋友家中。一夜无事，第二天我让朋友和我一起到诊所又拿了瓶牛黄上清丸，我嘱咐他回去之后告诉其妻子，如果觉得有心火了，就吃上1丸。

此方之中的牛黄有请心开窍、豁痰、定惊、清热解毒等功效，经常用来治疗由于高热、毒火攻心导致的神昏谵语、抽搐、烦躁、惊风、疮疔肿痛等症，配合其他芳香药作为痰迷心窍的开窍剂。

此方之中的麝香、水牛角、羚羊角等有镇肝熄风、清热散毒、开窍醒脑、豁痰等功效，能治疗高热和心脑疾患导致的惊厥、抽搐、神昏、痉挛、昏厥、半身不遂、肢体麻木、胸痹绞痛等症。

此方之中的朱砂有镇静安神之功，能治疗惊厥、抽搐等痰迷心窍导致的诸症。

此方之中的黄芩、栀子具有清理上焦火盛之功；川芎有理气通经的功效；麦冬能养阴生津；杏仁、桔梗有化痰止咳的功效；人参、干姜、肉桂、甘草能回阳救逆。

不过对于这种情况，我一般主张在清心安神的同时注意其他脏腑的养护，因为心主宰人体的生理活动，为精神意识思维活动之主要器官。不过人的精神意识、思维活动也要有五脏的参与，想心安，一定要兼养五脏，从根本上解决心火的问题。

心火上炎致昏迷，服用安宫牛黄丸

家有老人或是有特殊疾病患者的时候，常常会备上一些急救药，比如哮喘患者的家中经常会备咳喘灵、氨茶碱等能直接缓解哮喘的药；心脏病患者的家中经常会备上一些"速效救心丸"，一旦有意外情绪，就会及时拿出这些药应用，以免发生严重后果。

我认识一位老人，家庭条件还不错，但是儿女都出国在外，一年也不回家一次，多数时间老人都是独自一个人住在空荡荡的房间里。前段时间，儿子突然说要到家里来看望老人，老人非常开心，但是由于天气突变，飞机要晚飞一天，老人儿子的手机又恰巧在机场被人偷走，老人一整天没联系上儿子，心里非常着急，就到我家来串门。当时我正在看纪录片，上面说一架飞机坠地爆炸，乘客全部死亡，哪知老人看到这段的时候当场晕了过去。我赶忙找出安宫牛黄丸让老人服下去，之后打电话把老人送到了医院进行抢救。第二天早晨，我接到了老人儿子打来的电话，说是已经下飞机，我就让他及时赶到医院，当时老人已经清醒过来，儿子看到老人躺在病床后，为自己未能及时与老父取得联系而后悔不已。

我嘱咐老人的儿子回去之后给老人熬点莲子汤或莲子粥喝，因为莲子有很好的清心火功效。而且以后出现意外情况一定要及时与家人联系，因为人上了年纪之后，身体各部分功能都会变差，稍不注意就可能诱发危险，老人的儿子一个劲儿地点头。

安宫牛黄丸是传统中药，主要由牛黄、水牛角浓缩粉、人工麝香、珍珠、朱砂、雄黄、黄连、黄芩、栀子、郁金、冰片等组成，有清热开窍、镇心安神之功。其中，牛黄、水牛角、珍珠粉都有清热解毒、凉血定惊、化痰之功；麝香、冰片有活血消肿止痛的功效；黄连、黄芩有止血燥湿、清热泻火的功效；生栀子、朱砂有利尿解毒、清心镇惊的功效；雄黄、郁金有去风杀菌、行气解郁、凉血破癖的功效。

家里有人意外昏迷或脑出血时，可以服用安宫牛黄丸，既能让患者早些苏醒，还能延长抢救的时间，以免威胁到患者的生命安全。

心是五脏六腑的主宰，人的精神藏于心中，若心火上炎，神志则易被扰动，无法继续藏在心内，就会出现昏迷。心火上炎很可能会危及人的生命安全。除了会导致昏迷，还易诱发脑出血、脑血栓等症。因此，若不希望心火上炎，首先要做的就是保持心绪平和。

烦躁不安，就服补心丹

烦躁不安就是指情绪异常，患者觉得心烦，或者烦躁、产生闷热感、心神不定。高热、心情不好、焦虑等都会导致烦躁不安。

我想每个人几乎都出现过烦躁不安，尤其是女性，经常会觉得心里很难受，心跳异常，心烦不安，无法控制自己的情绪。常常无缘无故发脾气，经常失眠、手脚心发热，晚上总是想将手脚放到被子外面，夜间排汗较多，脸蛋微微发红。此时如果你对着镜子观察一下自己的舌头，你就会发现舌体发红、津液变少。实际上，这些都是心阴亏虚、心肾不交导致的。

若你出现了上述症状中的两三种，即为心阴虚。此时可以通过雀啄灸法艾灸三阴交（小腿内侧，足内踝尖上 3 寸，胫骨内侧缘后方）、阳陵泉（小腿外侧，腓骨头前下方凹陷处）、心俞（背部，第 5 胸椎棘突下，旁开 1.5 寸处）三个穴位，每个穴位艾灸 10 分钟。

三阴交为三条阴经汇集的地方，能滋阴生血。脾是后天之本，气血生化之源，因此，艾灸阴陵泉穴能助脾生血。心俞穴能发散心室之热，通过艾灸能有效去心火。

人体的阴阳处在平衡状态的时候才是健康的状态，阴阳之间平衡而又相互制约，这样才能达到"和平共处"的状态，进而确保人体的正常活动。经常发脾气，过食辛辣等，人体的津液就会被耗伤。水属阴，心阴不足就会无法抑制心或，导致人体的津液耗伤。水属阴，心阴不足就会难抑制心火，易心火旺盛。心火旺盛最先耗伤的就是心阴，二者之间互为因果，最终恶性循环，出现阴越来越虚，火越来越旺的现象。

心阴虚时，可以适当服用补心丹，心阴药依靠肾水的上济滋养，也就是水火相济。因此，调理心阴虚的时候，要适当服用滋养肾阴的药物。

天王补心丹的组方：丹参、石菖蒲、党参、玄参、远志（制）、茯苓、甘草、桔梗各 25 克，当归、五味子、麦冬、天冬、酸枣仁（炒）、柏子仁各 50 克，地黄 200 克，朱砂 10 克等药材配制而成。此方源于《中国药典》一部。主治心阴不足，心悸健忘，失眠多梦，大便干燥。有滋阴养血，补心安神等功效。

本方重用生地，能滋肾水以补阴，水盛则可制火，一入血分以养血，血不燥则津自润，为主药。玄参、天冬、麦冬甘寒滋润，能清虚火；丹参、当归能补血、养血；上述药材都是为滋阴、补血而设。方中人参、茯苓益气宁心；酸枣仁、五味子酸以收敛心气而安心神；柏子仁、远志、朱砂养心安神；上述药材皆为补心气，宁心安神而设。两相配伍，补阴血不足之本的同时治虚烦少寐之标，标本兼治，阴血不虚，所生诸症即可自愈。此方中的桔便通常是为载药上行。

调理心阴虚的时候还要注意节制性欲，因为精属阴，阴虚者要注意护阴，而两性生活太过会伤精，加重伤阴。

🔥 心急郁闷而上火，找越鞠丸来帮忙

生活中，总有那么一群人容易心急郁闷，可这之中有很大一部分人不知道如何排解自己的负面情绪，并且在它的催生下出现上火症状。

每当我因为某件事而心情烦躁的时候，我都会躲在一个安静的角落里，播放舒缓音乐，缓慢地闭上双眼，努力放空自己。过不了多久，怒气和抑郁就会消失，有时候甚至会忘记最初让自己发狂的是什么事了。

我经常给周围的人推荐这种方法，而还会教他们按摩中指安定

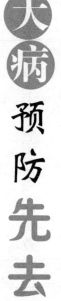

情绪的方法。按摩中指能有效促进心脑血管循环，进而让情绪变得安定，防止出现上火症状。在按摩中指的时候要注意一点，按摩的时候会产生压痛感，此时不要用力去按压，宜采用轻柔的手法按摩。

"郁闷"是现代人常说的词语，我也经常会碰到抑郁症的心火患者，深知他们内心的痛苦。随着现代人工作、生活压力的增大，以及欲望的增强、生活环境的复杂化，越来越多的人开始抑郁，因心里的不快而上火。

人体之气为生命运动的根本和动力，人体之气出了和先天禀赋、后天环境、饮食营养有关外，还和肾、脾、胃、肺的生理工能有关。因此，机体的各项生命活动其实都是气在人体中运动的具体体现。气血循环不顺畅的时候会形成气郁，气郁易导致血液运行不畅，进而形成血瘀；气郁的时间久了，湿邪则无法散开，聚集得多了，就会形成湿邪；气血运行不畅，就会化火，形成火郁。

很多人因为上火症状前来就诊，对于此类患者，我通常会给她们推荐越鞠丸。越鞠丸的方剂构成：苍术、香附、川芎、神曲、栀子各等份。此方之中的香附有行气解郁的功效；而川芎能改善因郁闷而出现的胸闷、胸肋疼痛症状；神曲、栀子、苍术都能治疗不思饮食。此方既能调气，又能解决气郁导致的其他问题。

不过提醒大家注意一点，此方虽好，但不能乱服，儿童、孕妇、老人一定要在医生的建议下服药。服药的时间长短也有严格要求，因此千万不能因为一时的郁闷而擅自服用越鞠丸。应该先去看医生，了解自己的身体情况之后再选择是否服用此方。

食养心，去除心火得安宁

🔥 荷叶，清暑清心治暑热

荷叶是睡莲科植物，古人称其为芙蓉、芙蕖，有清暑清心、凉血、消退水肿等功能，能用来治疗暑热、头胀胸闷、口渴、小便短赤等症。荷叶的味道清新，其鲜品能清夏季暑湿引发的心情烦闷。

多年以前，家里种了几缸荷花，一到暑热季节，妈妈就会摘下几片荷叶给我们熬粥吃。摘荷叶的时候不能摘太老的，味苦；也不能摘太嫩的，不够味儿，一定要摘老嫩适中、叶脉清晰圆润的荷

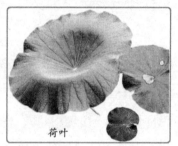

荷叶

叶。熬荷叶粥的时候，先将荷叶洗净，淘好之后倒水，盖上荷叶开大火熬煮，荷叶粥的颜色碧绿，散发出浓郁的荷叶清香，让人心旷神怡。

现代营养学研究表明，荷叶里面含荷叶碱、莲碱等成分，有清泻解热、降脂减肥、降压等作用，而且莲子与荷叶同煮有清心除烦之功。所以，荷叶粥是夏季的解暑佳品。

如果在炎热的夏季觉得自己最近有些心情烦躁，可以泡上一杯三叶茶来喝：取荷叶干品、竹叶干品、薄荷叶干品各5克，蜂蜜适量，将荷叶干品、竹叶干品和薄荷叶干品分别择洗干净之后备用；锅中倒入适量清水，开大火烧沸，之后放入荷叶、竹叶、薄荷叶，

煎煮 10 分钟后过滤去渣，稍凉后调入适量蜂蜜，代替茶来饮用。

此茶之中的竹叶味甘性寒，能去烦热、利小便、清心；薄荷叶能抚慰神经质的情绪。三者合用即可泄心火、凉血解毒，非常适合心实火上亢者长期饮服。

不过用荷叶的时候要注意以下几个问题：如果是用荷叶减肥，一定要是浓茶，而且除了第一泡之外，其他的没有减肥效果；一天可以冲 3~4 次，便秘患者可是当增加饮用次数；最好饭前空腹喝荷叶茶；孕妇禁用荷叶；虚寒体质、体瘦气血虚弱者不能过多食用荷叶；荷叶收敛止血，所以经期女性不宜使用；控制好荷叶用量，并非越多越好。

百合，宁心安神除烦躁

百合有宁心安神、清心除烦之功，能治疗心情抑郁、失眠、神思恍惚等症，能滋养肺、胃，心悸患者可适量食用。百合鲜食干食均可，是中国传统的出口食品。

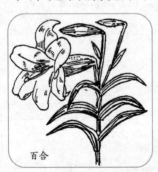

百合

在我国，南方和北方都有用百合煲汤、百合熬粥的烹调方法，适合暑热季节清暑除烦。现代研究表明，百合中含有蛋白质、脂肪、还原糖、淀粉、钙、磷、铁、各种维生素等营养物质，还含有秋水仙碱等多种生物碱。这些营养物质不但有非常好的营养滋补功效，而且还能防治秋季气候干燥引发的季节性疾病。中医认为鲜百合有养心安神、润肺止咳之功，非常适合病后虚弱者食用。

◆ 百合粥

具体做法：取百合 10 克，绿豆 20 克，粳米 50 克，冰糖适量，绿豆放到清水中浸泡；粳米淘洗干净后备用；锅中倒入适量清水，水沸后放入粳米、绿豆、百合、冰糖，开小火煮半小时至米熟豆烂即可。

此粥之中的百合有清心安神、养阴润肺之功；绿豆有清暑益气、止渴利尿之功，非常适合暑热季节食用；粳米有健脾胃、培中气之功。三者一同熬粥，不但有益于身体之滋补，而且能清心安神。

去年春天，姐姐的脾气突然变得暴躁，动不动就数落小外甥，事后又会后悔。我当时还调侃她："最近肝火怎么这么旺盛啊？"虽然是脱口而出的话，但是我却猛地想起来，现在是春季，肝气生发的季节，姐姐很可能是因为肝阳上亢、肝火旺盛而致的脾气暴躁。于是我就给姐姐推荐了一道菜肴——西芹百合炒腰果，让她每天都吃上一盘。

◆ 西芹百合炒腰果

具体做法：西芹 100 克，百合、胡萝卜、腰果各 50 克，食盐、白砂糖、植物油各适量；将百合切去头尾后分成几瓣；西芹洗净后切丁；胡萝卜洗净后切薄片；将炒锅置于火上，倒入适量植物油，冷油小火放入腰果炸至酥脆，捞出，控油备用；倒出一半的油，开开大火把剩下的油烧热后放胡萝卜、西芹丁，开大火翻炒 1 分钟左右；放入百合，调入少量食盐、白砂糖翻炒 1 分钟，关火，撒入腰果，翻炒均匀后即可。

春季肝木旺盛，人很容易肝火旺盛，不过肝火有虚实之分，所以即使知道自己是上火了，也不能通过食用过于寒凉之品来降身体之火，否则易压抑生发的阳气。此药膳重的西芹味甘、苦，归肺经、胃经和肝经，有平肝清热、去风利湿之功，非常适合高血压、眩晕头痛、目赤痛肿等症。春季燥火旺盛而致大便干结、便秘等症者，适当增加西芹的食用量能通便，若体内水汽过重而致身体中的湿气凝聚，吃西芹能利水；百合的作用在前面已经详述。将百合和西芹搭配在一起，清淡美味，滋阴润燥。

莲子，安神促眠就找它

现代人虽然生活的环境更安逸了，吃得比以前好，穿得比以前暖，住得比以前舒适，却动得少了，想得多了，睡不着了。在这种情况下，肥胖成了普遍现象，焦虑、抑郁、失眠成了常见病，尤其是失眠，让现代人饱受折磨，甚至通过安眠药来帮助自己入眠。

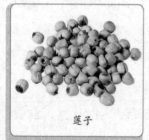

莲子

长期失眠的人不仅无精打采、容易疲倦，而且常常心烦气躁，不仅严重影响其正常的工作和生活，甚至因为动不动发脾气而与同事不和。

十几年前接诊的失眠患者少之又少，睡不着多是因某些疾病而身体不适所致，可是最近几年，失眠的人越来越多，存在于各个年龄，而且都声称到医院做检查查不出自己是什么病。

去年夏天，一位朋友来诊所看病，一进门，我就发现她面色憔悴，问她怎么了，还没说话，她就哭了起来。后来仔细询问我才得知，她和老公结婚 6 年了，夫妻的日子一直过得很安逸，但是几个月前婆婆搬了过来，最开始的几天相处得还不错，但是时间久了就发现婆婆要求特别多，不是这里不干净，就是埋怨她不打扫房间。

她和老公都上班，之前都是下班之后她做饭，老公刷碗，但是婆婆过来之后总是心疼老公，觉得刷碗不是男人做的事。最让她难以忍受的是婆婆居然偷听他和老公说话，总是拿她当外人。

由于心里的压抑，这几个月来她一直睡不好，每天躺在床上要好一阵才能睡着，心情烦躁，嗓子发干，五心烦热，可越是烦躁就越睡不着。自从失眠后，自己动不动就冲着老公发火，夫妻感情也亮起了红灯。

我对朋友进行了一番诊治，发现她的舌红苔黄，脉细数而有力，综合她的症状和叙述，我断定她出现的是心火亢盛证。主要为劳倦过度化成内火，心火内炽，扰及心神，因此会表现出心情烦躁、睡眠不安等。她的脉象数而有力，为里热之症。心开窍于舌，心火过盛就会舌红苔黄，心火旺还会伤及津液，因而她会表现出口干舌燥。若上述情况不能得到及时的纠正，她不仅会脾气急躁，还会学热妄行，甚至出现高血压。我给朋友开了些有宁心安神之功的药物，同时建议她没事的时候烹调以下两款莲子膳食来吃。

◆银耳莲子百合汤

将薏米和莲子洗净后放到冷水中浸泡 1 小时，银耳放到冷水中浸泡半小时左右，去掉黄色硬底，撕碎；泡好的薏米、莲子放到锅中，加适量清水煮半小时左右，倒入百合继续炖半小时，调入适量冰糖至其融化即可。

此汤有美容、清热去火、排毒、安神、防癌、活血、强身健体等功效。

◆莲子山药粥

取大米 50 克，山药 80 克，莲子 30 克，白糖适量。山药去皮后切成丁；莲子去芯备用；将沙锅置于火上，倒入适量清水，放入淘洗干净的粳米、莲子、山药丁，倒入足量的清水，先开大火煮沸，之后转成小火继续煲，直至成粥，吃的时候调入适量白糖即可。

此粥有安神、强身健体、养肾降压、延年益寿等功效。

为什么要吃莲子膳食呢？因为莲子性平味甘，有清心醒脾，明目安神，止泻固精等功效，被认为是滋补之佳品，很多医学典籍中都曾赞许过莲子的功效。《本草纲目》上有记载："莲之味甘，气温而性涩，禀清芳之气，得稼穑之味，乃脾之果也。土为元气之母，母气既和，津液相成，神乃自生，久食耐老，以其权舆也。昔人治心肾不交，劳伤白浊，有清心莲子饮；补心肾，益精血，有瑞莲丸，皆得此理。"古人甚至认为经常吃莲子能长生不老、返老还童。虽然这种观点有些夸张，但莲子的确有养心安神、除烦益智之功。特别是对于女性朋友来说，莲子有非常不错的乌发美颜、抗衰之功，可以预防孕妇早产、流产、腰酸等。

莲子的中心有个青绿色的莲子心，虽然泡茶喝有些苦，但是其清心火功效却是不容忽视的，所以我们在吃莲子的时候最好保留莲子心。

办公室一族在忙碌过后会觉得头昏脑涨、疲惫不堪，此时喝上一碗莲子汤或吃上一碗莲子粥就会觉得心旷神怡。到了秋季容易口干的时候也可以炖上一碗银耳莲子羹，喝下去之后口舌生津，甘甜怡人。

对于经常睡不着、睡不好的人来说，莲子无异于是解决这个问题的"仙丹"。中满痞胀、大便燥结的人是不能吃莲子的，否则会加重病情。

苦瓜，清心解暑的佳品

心在五行中属火，五色中为红色，而苦能降心或，平衡阴阳，进而确保心脏的正常运行，带动血液、氧气输送至身体各个器官、部位。

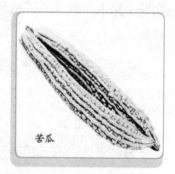

苦瓜

苦瓜又叫"凉瓜"，清心火的时候可以适当吃一些。苦瓜能促进饮食、消炎退热；苦瓜里面的苦瓜苷、苦味素可以提升食欲、健脾开胃；其所含的生物碱——奎宁有利尿活血、消炎退热、清心明目等功效，不但能除掉心中之火，还能够避免火气上扰，让心脏免受其害，预防心脑血管疾病。

夏季来临，周围的环境开始变湿变热，中医认为养生要随着季节的变化而变动。从五行养生理论的角度上讲，夏季和心相对应，人体到了夏季时心火会变得旺盛，此时吃些苦瓜能有效降心火。

几年前的一个夏天，有位患者来诊所看病，他告诉我，他是某公司的总经理，平时公司里的大小事务都需要他来操心应付，最近出现了口腔溃疡、咽干咽痛、失眠等症，问我能不能开个方子给他调理一下。开心过头或劳累过度，就会"心火元盛，神明不安"，也就是会上火。

既然他所出现的症状是心火引起的，就要想办法控制自己的情绪，减少紧张，适当放松心神，特别是不能思虑那些让自己心烦的事情，防止心火气盛，诱发心脑血管疾病。应当多吃些新鲜果蔬，辛辣之品、烟酒一律远离，适当运动，吃些苦味食物，如苦瓜、苦菜等。我给他推荐了一道药膳——苦瓜炒白果，嘱咐他回去之后烹

调食用。除了此菜肴之外，苦瓜烘蛋也是不错的清心火食谱。

◆苦瓜炒白果

具体做法：苦瓜1～2根，白果20颗，将白果洗净；苦瓜洗净后切成丁状；苦瓜和白果放到沸水中稍微浸泡一下立即捞出；将炒锅置于火上，倒入少许植物油，放入白果、苦瓜、调味料炒熟，最后用淀粉勾芡即可。

此药膳有清热消暑，养血益气，补肾健脾，滋肝明目等功效，不过要注意，白果一次使用量不能过多，每人不能吃超过10颗。

◆苦瓜烘蛋

具体做法：取苦瓜1根，鸡蛋2个。苦瓜洗净之后剖开，取出瓜瓤，将苦瓜切成小丁；鸡蛋打散入碗中，调入适量食盐、白糖搅拌均匀；将锅置于火上，倒入适量清水，水沸后放入苦瓜稍微煮一会儿，捞出，沥干水分；平底锅内倒入适量植物油，油热后放入苦瓜进行翻炒，炒匀之后倒入鸡蛋液，轻轻地晃动几下，让蛋液平铺在平底锅中。煎至表面冒小泡，翻一面继续煎熟，转成小火煎，以免底部煎煳，两面都煎成金黄色就可以了。

苦瓜中富含维生素C和其他营养物质，味苦，有清心火的功效，还能提升食欲、明目、促消化、清凉解毒等。

赤小豆，清心火又减肥

现在，肥胖者越来越多，减肥不仅成为爱美者的"必修课"，也成了防治各类慢性病（如糖尿病、高血压、高血脂、心脏病、脂肪肝等）不得不做的"功课"。

现代人运动的机会越来越少，吃的机会越来越多，肥胖似乎成

大病预防先去火

了不可避免的结果。很多人为了减肥"忍饥挨饿"、吃减肥药、超负荷锻炼，但是这些方法虽然见效，长期坚持却很难，不坚持就要面临着体重的"反弹"。

淑琴是我小时候的玩伴，多年未见，我只记得她是个瘦瘦高高的女孩儿，一晃30年过去了，她已经年近40。

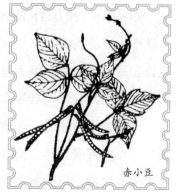

赤小豆

去年春节回家的时候，淑琴刚好到我家拜访，多年未见，就一起聊了起来。如今的淑琴早已为人母，身材臃肿，乍一看的时候我都有些认不出来。仔细询问才得知，从淑琴十年前生下儿子后，就再也没瘦下来。虽然她尝试过多种方法，但效果都没持续多长时间。

几年前她看到了电视广告上的某品牌减肥药，服用半年之后减了小20斤。当时暗喜，但是考虑到长期服药会对身体健康不利，也就停了几个月，这一停不要紧，居然又长了30斤，只好放弃。

之后又听人说吃得少、睡得少就能减肥，于是每天只吃一点食物，睡三五个小时的觉，不仅没减下肉，脾气反而变大了，而且精神不振，浑身无力。

了解了淑娟现在的生活状况，我告诉她，饮食和睡眠规律时，人体的脏腑功能时维持在正常工作状态下的，不容易长胖，可是一旦你的饮食和睡眠变得不规律，脾胃代谢就会发生问题，此时就会表现出气血虚。不睡觉消耗的是心神，出现心肾不交，心火旺肾水寒，人体的脏腑代谢就会受影响，导致痰湿堆积，导致肥胖更甚。

我给淑娟推荐了一款赤豆冬瓜汤，嘱咐她每天熬此汤来喝，同时嘱咐她回去之后规范自己的饮食和睡眠，不要轻信减肥药和减肥方法，身体健康才是最重要的。

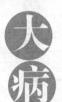

大病预防先去火

赤豆冬瓜汤的具体烹调方法：取冬瓜200克，赤豆40克，将冬瓜洗净后切成块状，赤豆洗净之后放到清水里面浸泡3小时，之后先将赤豆放到锅内，倒入适量清水熬煮，至赤豆软熟之后，放入冬瓜块继续煮几分钟，至冬瓜软烂，调入少许盐，吃瓜喝汤即可。

此汤之中的冬瓜有非常不错的利水功效，赤小豆为健脾利水的佳品，而且可清心热、消水肿。将赤小豆和冬瓜一同烹饪成汤，即可更好地发挥出清热利水之功，有助于减肥。

赤小豆除了能熬汤，还可以熬粥、煮饭、制成糕点或冷饮等，味道可口。现代研究表明，赤小豆中含有丰富的纤维和钾，可以促进人体中的胆固醇、过量盐分等的排出，并且还能辅助治疗心脏性和肾脏性水肿、肝硬化腹水、脚气浮肿、疮毒症等。

不过赤小豆虽然对身体大有益处，但是尿多的人并不适合吃赤小豆，赤小豆熬汁久食者会黑瘦结燥；阴虚无湿热者忌食赤小豆；被蛇咬者百日内是不宜吃赤小豆的；赤小豆不宜和猪肉同食，否则可能会导致腹胀气滞；不能与羊肝同食，否则可能会诱发食物中毒。

养心茶，心火下降身轻健

心火上升主要是因为某件亟待解决的事未能被解决，或因为某件事情着急上火而发生的。比如，家里突然有人病倒，此时因着急而上的火一般是心火。主要表现心烦、失眠、小便短赤涩痛，舌尖红，甚至舌尖上出现细碎的口疮。出现上述降火症状，可以通过喝一些降火茶来除心火。

◆莲子心茶

取莲子心 20 个，单晶冰糖 2～3 颗，将莲子心放到干净的杯子内，倒入适量沸水冲泡，调入冰糖，继续焖一会儿即可。心火过重者可以将此茶放到冰箱内冰镇后再喝，还可在其中加入绿茶。

莲子心性味苦、寒，能清心、去热、止血、涩精。主治心烦、口渴，吐血、遗精、平和五脏之气等功效。

◆竹叶茶

取竹叶 10～20 克，放到干净的容器中，倒入适量开水冲泡，继续焖一会儿后即可。竹叶单泡能利小便，让心火由小便排出。

竹叶入心经、小肠经，是去心火之佳品。有清热除烦，生津利尿的功效。

◆黑豆浮麦茶

取黑小豆 50 克，浮小麦 30 克。将黑豆、浮小麦分别清洗干净后倒入锅内，加入适量清水，煎煮半小时，滤出汤汁；再倒入适量清水继续煎煮半小时，滤汁。将两次滤得的汁混合在一起，分 2 次服下。

此汤有非常好的滋阴去火、养心安神之功，非常适合阴虚火旺而出现盗汗、失眠、五心烦热、心情烦躁的患者服用，还可改善慢性疾病而致的水肿。

🔥 参归猪心汤，改善心气虚

中医上有"以形补形"的说法，意思就是说，如果肝不好，平时可以适当吃些动物肝脏；如果肺不好，可以取些动物肺烹调食用；同样，心出了问题的时候也可以找动物心脏来帮忙。

第七章 心火——病由心生，心火要『防』也要『去』

245

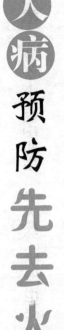

　　现代人所烦恼的事多，工作的压力、家庭的压力、金钱的驱使等，在终日的忙碌下，与之搭配的是不良的生活习惯，而这诸多的不良状态所带来的是无数个失眠的夜晚。

　　有的人失眠是由于心事太多，经常胡思乱想；有的人失眠是由于心虚胆怯，动辄易惊；有的人由于气血亏虚而多梦易醒。实际上，无论哪种原因导致的失眠，都和心有着密切的关系。宁心才可安神，安神才可有好睡眠。尤其是心虚导致的失眠更应当由心补起。

　　前段时间，有个刚读大一的小姑娘来诊所看病，女孩儿告诉我，她常常觉得心神不宁，而且容易着凉，弱不禁风，有时候别人突然叫她的名字都能将她吓一跳。而且她还患上了严重的失眠症，常常心神不安，有时候刚刚睡着就开始做噩梦。此外，还伴随着心悸气短、易出虚汗。我发现她的面色发黄，对她进行脉诊的时候发现她的脉弦细，断定她出现的是典型的心气虚证。从中医的角度上说，心主神志，神安则能寐。一旦出现心气虚或心血不足，就会心烦气躁，气血淤滞，化火扰神，进而几种心神不安，人就会难以入眠。像这个姑娘本来就心气虚，胆气也虚，因此会表现出心悸一惊。

　　我看到这个姑娘的时候，整个人都病恹恹的，情绪也不好。我问她是不是有什么烦心事，她告诉我，前段时间她父亲破产了，她是个从小娇生惯养、衣食无忧的孩子，一下子接受不了这样的变故，也不敢和同学说，生怕同学们会因此而疏远她，自卑感急剧上升。说着姑娘就哭了起来。我告诉她，想要根治她的失眠症状，必须调养情志，不然即使吃药也难见效。

　　我告诉她回去之后好好学习，多与家人沟通，鼓励爸爸东山再起，一家人平平安安、健健康康的才是最重要的，钱毕竟是身外物。按时吃饭，和同学搞好关系。原本就心气不足，如果再胃口不好，就会加重气血不足，对于失眠症的治疗不利。

除了药物和心理疏导之外，我还给她推荐了一款辅助治疗她失眠症状的药膳——参归猪心汤。

具体烹调方法：取猪心1个，人参6克，当归10克，盐适量。猪心剖开之后切块、洗净，同人参、当归一起放到沙锅内，倒入适量清水煮沸，之后转成小火继续炖煮到猪心软烂，调入适量盐即可，吃肉喝汤。

此汤之中的猪心用于补心，符合前面提到的"以形补形"理论。猪心性平味甘，有非常好的补益作用，能补虚安神，定惊除烦、养心补血等。体虚、心悸、怔忡等患者非常适合吃猪心。现代研究表明，猪心营养丰富，能提升心肌收缩力，因此出现心脏器质性病变者也可以吃些猪心，不过要注意一点，胆固醇过高者不宜多吃。

人参为常见的补益药，有大补元气之功，当归为常用补血养血之品。将人参、当归、猪心同煮，即可有效扶正去邪、安神益智、补血益气，非常适合用于心虚而致的失眠症。以下两款猪心药膳也都非常适合失眠患者服食：

◆ 莲子猪心汤

猪心1个，莲子60克，桂圆10克，先将猪心切成薄片，放到清水内浸漂以去除血污；莲子、桂圆肉放到沸开水锅内，接着放入金针菇、姜片继续煮5分钟，再放入猪心，煮2分钟左右，调味即可。

此汤有补益心脾，安神健脑之功。是日常清补滋润之佳品。也可作为高血压病、冠心病病患者的保健食品；能辅助治疗神经衰弱，心脾不足引起的失眠、心悸、健忘、多梦等症。

◆麦冬芡实炖猪心汤

取猪心 1 个，芡实、莲子各 30 克，枸杞、麦冬各 15 克，蜜枣 2 个。猪心先放到锅内焯水，之后和其他食材一同放到瓦罐内，一次加足冷水，瓦罐放到锅内，隔水炖 2 小时。炖的过程中注意大汤锅内的水，防止烧干，最后调入适量盐即可。

此汤有养心安神，补心健脾之功，适合心脾不足的虚烦心悸、神经衰弱而致的烦躁失眠症。

白茅根冬瓜绿豆汤，去心火的美味汤

人如果喝水少就易上火，表现出口舌干燥、嗓子痛、小便黄赤，有的时候甚至会小便灼热。偶尔小便发黄，身体没有其他不适的话不用太过担心，多喝些水就能改善症状，可是如果上火严重，则应及时到医院诊治，否则可能会诱发严重的疾病。

我有个朋友是做销售的，每天为顾客们介绍产品，同时还要东奔西跑，有时候一忙起来甚至顾不上喝水、上厕所。事物的繁忙让朋友变得越来越容易烦躁，内心之中就像是有股无名之火。我问他哪不舒服，他说自己最近太上火了，心烦得睡不着觉，舌头上起了大泡，每次小便都觉得很烫，有时候会觉得疼，颜色发黄，这才觉得有必要去看看医生。

经过一番诊断之后，我断定他出现的症状是心火旺导致的，正是由于他的事务繁忙才会心情紧张，表现出心火上炎。心开窍于舌，朋友的舌头上起了大泡，说明他心火旺盛。肝开窍于目，肝火旺盛，就会表现出目赤肿痛。之所以会小便灼热、发黄，主要为心火下移导致的。

从中医的角度上说，心与小肠互为表里，心火能下移到小肠，进而导致小肠实热，影响小肠泌别清浊之功。表现出小便黄赤、尿道灼热等，不及时治疗会表现出尿血，治疗应当从清心利尿、引热下行着手。

我给他推荐了一款药膳方：白茅根冬瓜绿豆汤。

具体烹调方法：取白茅根 20 克，冬瓜 100 克，绿豆 50 克。将冬瓜洗净之后连皮一起切成块状，绿豆洗净之后放到清水中泡上几个小时。之后将绿豆、白茅根一同放到锅内，倒入适量清水熬煮，等到绿豆软烂之后放入冬瓜块继续煮上几分钟，过滤出汁液即可。

此汤之中的白茅根有清热解毒、凉血止血、清热除烦的功效，价格低廉，见效迅速，为热证的常用药。而且白茅根还能治疗肾炎、高血压病、肝炎等症，对肺热、烦渴、鼻衄、尿血、咯血等症也有不错的治疗功效。不过要注意一点，白茅根性寒，脾胃虚寒、腹泻便溏者不宜服用白茅根。

冬瓜有清热解毒、利水止渴、除烦解暑的功效，很多女性都曾吃冬瓜美容减肥，尤其是在炎热的夏季，吃冬瓜减肥的效果是非常好的。不过还是要提醒大家，冬瓜性寒凉，脾胃虚寒、肾脏虚寒、久病阳虚的人均不适合吃冬瓜。

绿豆味清热解暑之佳品，到了夏季，熬上一碗绿豆汤用于清暑是明智的选择。而且绿豆的营养丰富，能辅助治疗高血压、糖尿病、动脉硬化、肾炎等症，它的清热解毒、利尿去火之功备受推崇。

将白茅根、冬瓜、绿豆一同熬成汤，可以充分发挥降心火、生津液、除烦躁的功效，改善小便发黄上火之症，并且有益身体健康。

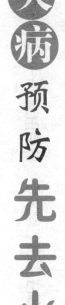

运动按摩，降低心火，宁心安神

🔥 摇头摆尾功，心火去无踪

立式八段锦中有一种叫"摇头摆尾"动作，在练习的过程中能锻炼督脉、膀胱经和肾经。能通过锻炼膀胱经，补足肾经经气，让肾水上行，收敛心火。

具体操作：右脚向右侧旁开一步，双手上举，屈膝下蹲成马步；起身，身体向右侧倾斜，之后俯身，胸口朝地，上体向右倾，眼睛看向右脚；将身体的重心向左移，头向前、左摇摆，身体随之旋转，眼睛看向左脚；身体重心右移，成马步，同时头向后摇，上体立起，同时下颌微收，眼睛看向前方。重复上述动作在右边做1次，左右分别做1次为1遍，重复做3遍。

"摇头"比较简单，关键是"摆尾"这个动作。"摆尾"真正动的点是督脉的根部尾闾处。因此，"摆尾"为通督脉的动作。古人称此过程为"过三关"：即尾闾关、夹脊关、玉枕关。人体的气机由尾闾关至夹脊关的运行比较缓慢，古人将其比喻成"羊车"，意思是说气机在这个地方就好像羊拉车那么慢，不过有狠劲；由夹脊到玉枕关，气机运行变得快起来，古人将其比喻成"鹿车"，意思就是说它就像小鹿一样轻盈而快捷；从玉枕关到脑需大力，就好像"牛车"。

因此，动尾闾过"三关"是很难的。人在进化时，尾巴已经退化，因此不能像小动物那样，通过摇晃尾巴锻炼督脉，平时也很少能活动到尾闾。"摇头摆尾"功刚好能帮我们解决这个困扰，让我们刚好地活动尾闾，能刺激脊柱、督脉，再加上摇头能刺激大椎穴，进而疏泄心热。

最开始做摇头摆尾功的时候可能很难做到协调、标准，不要灰心，最开始可以在专业或有经验的人的指导下练习，尽量让姿势和方法合乎标准，还要注意练习的过程中不能过分苛责自己，以免过度紧张而气滞血瘀。

🔥 心火旺盛，穴位按摩能降火

心火旺盛的时候，人会表现出烦躁不安、心神不宁，不及时调养，心火就会越来越旺，到最后诱发失眠、口舌生疮、浑身无力、头昏脑涨等症，迁延到其他脏腑，就会诱发各类健康问题。为了避免这种情况的出现，不但要注意加强饮食，规律作息，没事的时候还应当做一些能降低心火的穴位按摩，以调整全身气血的运行，进而降低心火、心气。

接下来就为大家介绍一下这些能降心火的穴位。

按摩劳宫穴

劳宫穴位于手掌心，第2、3掌骨间偏于第3掌骨，握拳屈指时中指尖处。

劳宫穴的具体按摩方法：双手对擦至手心处微微发热，用双手的拇指相互按压劳宫穴至穴位处产生酸痛感。

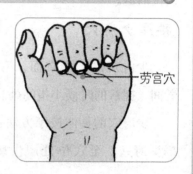

劳宫穴

劳宫穴在五行属火，按摩劳宫穴有清心火、安心神之功，适用于心火亢盛导致的失眠、神经衰弱、烦躁易怒等症，按摩的时间可自行把握，坚持按摩即可清心去火，促进睡眠。

按摩少海穴

少海穴位于股前区，髌底内侧端上2寸，股内侧肌隆起处，股骨内上髁上缘，股内侧肌中间处。

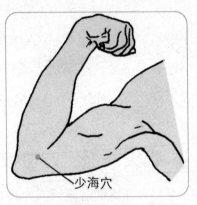

少海穴

少海穴的具体按摩方法：将掌心盖在膝盖骨上，五指朝上，手掌自然张开，大拇指端下即为少海穴，直接用大拇指点揉两侧血海穴3分钟，力度不能太大，至能感觉到穴位处有酸胀感就可以了，力度尽量轻柔些。

少海穴为手少阴心经上之合穴，为心血汇聚之处，它主治的疾病很多，能滋阴降火、调气养血、宁心安神、缓解失眠健忘等症，治疗神经衰弱、耳鸣手颤等症，还能治疗肘臂疼痛。合穴属水，心经属火，所以按摩少海穴能帮助心火太旺降心火，心火导致的失眠、牙龈肿痛、耳鸣、胸闷等症状也可以慢慢消退。

按摩少府穴

少府穴位于手掌面，第4、5掌骨间，握拳的时候小指间处。

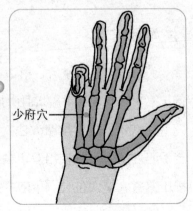

少府穴

少府穴的具体按摩方法：双手对掐少府穴，至穴位处产生刺痛感即可，连续掐3~5分钟。

少府穴在五行之中属火，有发散心火之功，觉得自己火气大、难以入眠的时候不可以掐捏少府穴。

按摩大陵穴

大陵穴位于手腕横纹的中点处，当掌常肌腱和桡侧腕肌腱之间。

大陵穴的具体按摩方法：用拇指沿着顺时针的方向按摩大陵穴，一直按摩到从手腕到肘部都能感觉到温和、通气感即可。

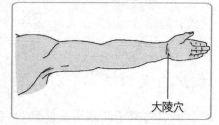

大陵穴

大陵穴是心包经上的穴位，通过按揉此穴能有效清心泻火，缓解心火亢盛导致的心痛、心悸、惊悸、癫狂等症，配合按摩劳宫穴能辅助缓解心绞痛、失眠等症。

按摩百会穴

百会穴位于头部，前发际正中直上5寸，或两耳尖连线中点处。

百会穴的具体按摩方法：用手掌沿着顺时针的方向和逆时针的方向分别按摩百会穴50圈，每天坚持按摩2~3次。

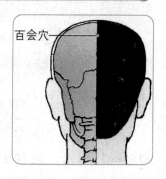

百会穴

按摩百会穴能缓解心火亢盛导致的失眠、焦虑、头重脚轻等症。

按摩神门穴

神门穴位于腕部，腕掌侧横纹尺侧端，尺侧腕屈肌腱的桡侧凹陷处。

第七章　心火——病由心生，心火要『防』也要『去』

神门穴的具体按摩方法：用大拇指指端偏峰对神门穴进行有节奏的按摩，力度先轻后重，至穴位微酸、麻、胀，连续点按神门穴 4 ~ 5 分钟，之后力度轻柔地按摩神门穴 3 ~ 5 分钟。

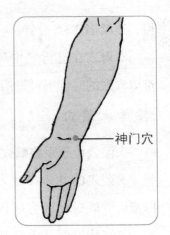

神门穴

有补益心气、镇静安神、清心泻火等功效，有助于缓解心火旺盛导致的失眠、惊悸、健忘等症。

按摩内关穴

内关穴位于曲泽与大陵的连线上，腕横纹上 2 寸，掌长肌腱和桡侧腕屈肌腱之间

内关穴的具体按摩方法：每天用左手的拇指尖按压右胳膊的内关穴，每次按摩 5 ~ 10 分钟，每天按摩 2 ~ 3 次，之后用右手按压左侧内关穴。

这种按摩方法适合心脏不好的人的日常保健，能治疗胸痛、便秘、心悸、食欲下降、失眠、焦躁等症。

按摩外关穴

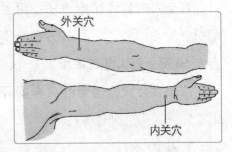

外关穴

内关穴

外关穴位于前臂背侧，阳池和肘尖连线上，腕背横纹上 2 寸，尺骨和桡骨之间。

外关穴的具体按摩方法：用大拇指偏峰针对外关穴做有节奏的按摩，连续点按 3 ~ 5 分钟。

按摩外关穴能清热、除烦、去心火、通经络，心火旺盛者可通过点按外关穴去除心火，让身体又通畅的感觉。

按摩太冲穴

太冲穴位于足背侧，第1跖骨间隙的后方凹陷处。

太冲穴的具体按摩方法：用大拇指从下向上从太冲穴向行间穴的方向推按，每次按摩5分钟。

按摩此穴能调整肝经气血的运行，清除肝火，降心火。

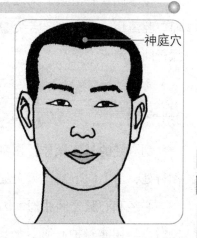
太冲穴

按摩神庭穴

神庭穴位于头部，前发际正中直上0.5寸处。

神庭穴的具体按摩方法：用中指按压神庭穴10次，之后用中指沿着顺、逆时针的方向分别按揉神庭穴20～30圈。

神庭穴能治疗心火亢盛导致的失眠、头昏脑涨等症。

神庭穴

按摩极泉穴

极泉穴位于腋窝定点，腋动脉搏动处。

极泉穴的具体按摩方法：外展手臂，用食指和中指用柔和的力量弹拨极泉穴，弹拨的时候能感觉到手指微微发麻，每次弹拨10次就可以了。

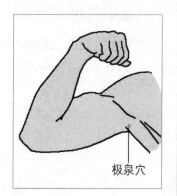
极泉穴

弹拨极泉穴有宽胸、凝神、去心火的作用，因心火旺盛而口干舌燥、烦渴异常、经常想喝水的人可以弹拨极泉穴，可有效缓解不适。

按摩行间穴

行间穴位于足背侧，第1、2趾间趾蹼缘后方赤白肉际处。

行间穴的具体按摩方法：用中指指尖有节奏地按摩行间穴，连续按摩半分钟即可。

按摩此穴有清热去火之功，由于心火旺盛而口腔溃疡、鼻出血、舌尖起疱的人可适当按揉行间穴消火。

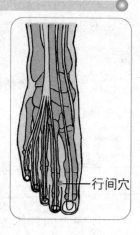

——行间穴

刮心经

刮心经的具体操作：用刮痧板的一边力度适中，沿着手臂心经循行处，由上向下刮，每次刮30下左右即可。

心经和心脏之间相通，因此心经不但能反映出心脏的健康状况，刺激心经还能养护心脏。如果心经巡行路线上出现了酸胀麻感，应当注意及时到医院去做检查，很可能是心脏出了什么问题。刮心经不但能促进心经气血循环，还能帮助减轻心脏负担，去除心火。

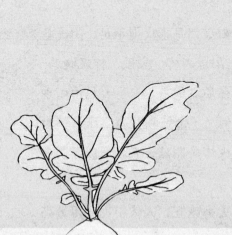

第八章 关于『火』的常识

——那些你不知道的事

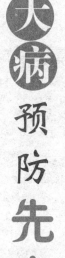

大病预防先去火

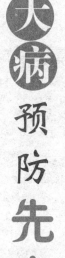

进化的越完全越容易上火

我们都知道蛇胆治疗热性咳嗽的效果非常好，因为蛇胆性凉；鸡就比蛇进化得高级一些了，所以鸡性偏温，产妇坐月子的时候就会喝鸡汤；而羊比鸡进化得更完全，羊肉性燥，过食容易上火。

营养学上有个经验，人吃的东西离自己的物种越远，营养就越高，吃鱼类比吃两条腿的鸡鸭好，吃鸡鸭比吃四条腿的猪牛好。不过营养学并不是从进化论的角度上考虑的，而是从食物脂肪含量的角度上考虑的。脂肪含量越低的人吃了越不易发胖，而标准的体重对于人体健康来说非常重要。反之，和人类越近的物种进化的程度越高，热量越高，吃下去越易上火。

人体内的火始终处在蓄势待发的状态，向左偏点火就变少了，此即为"衰"，向右偏点火就多了，此即为"妄动"，也就是上火。人体中"阳常有余，阴常不足"，正常人更容易出现阴虚、上火症状。

人的体质分成阴虚和阳虚两种。阳虚就是指火力不足，阴虚就是指火力过旺。现代人中，阴虚者比阳虚者多，失眠、神经衰弱、糖尿病、高血压等症均易出现在阴虚体质者的身上，主要是由于现代人的压力过大，物欲横流，时时刻刻为了金钱利益而"压榨"自己，被欲望逼得太紧，人就会上火，火烤炙阴液，人就形成了阴虚体质。

具体到人，进化的越高级的器官火力越旺，人体中进化得最高级的器官是大脑，而火力最强的就是大脑。

大脑消耗的热量最多，而大脑的重量仅占人体重的2%，其热量消耗却占人体总热量的 20%。这就是为什么我们连续思考一会儿之后会觉得非常疲惫，即使坐着上课都会觉得非常饿了，因为动脑就是个巨大的消耗过程。

我们的大脑复杂，进化完成的时间比其他器官久，为人体器官中最后进化好的器官。大脑的成熟顺序：枕叶—颞叶—顶叶—额叶。越是高级的器官就越是复杂，成熟也就越晚，因此最高级的额叶要等到 25 岁时才能成熟。这就是为什么人通常到了 25 岁以后才会变得稳健、有定力。此时，身体相对来说比较低级的器官已经开始老化，骨刺是最先长出来的，人在上楼下楼的时候膝关节会疼痛，不过疼痛并不是骨刺导致的，而是关节发生退变、损伤，刺激滑膜导致的。

之所以会长骨刺，主要是因为关节退化，结构不再稳定，需要个楔子一样的东西来稳定关节，而骨刺就相当于人体长出来的楔子。有人会问，我把骨刺切掉行不行？答案是否定的，因为即使你将骨刺切掉，它也还是会长出来，它的出现致使为了维持结构稳定。

判断一个人的大脑成熟与否，主要看他的大脑额叶是否成熟，额叶成熟了，人就成熟了。过了 50 岁之后，额叶的功能就会衰退，因此很多人会发现老人上了年纪之后也会耍孩子脾气，因为小事而沉不住气，幼稚，主要是由于负责意志力的额叶出了问题。儿童时期额叶没长成，到了老年期额叶又退化了。这个意志力需要热量和火力维持。

我们的头脑是热量最集中的地方，否则难以支配人体的各个活动。动物之所以逐渐进化到直立的体位，为的是和太阳更为接近，让身体中的阳气和火力更加集中，有助于意志力的发挥。

中国有句古话叫"贵人不顶重发"，这是为什么呢？头是人体能量代谢最为旺盛之处，也是全身阳气集中的地方，过长过厚的头发会影响到阳气之蒸发，阳气蒸发不出去，就会憋出火。所以头部最好适当暴露，年轻人尽量少戴帽子，小孩儿可以剃剃光头。

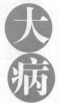 降火误区，你注意到了吗

上火了就需要降火，在当今这个繁忙而又压力繁重的社会中，上火成了普遍现象，很多人都在忙着为自己降火，所以凉茶卖得很多，下火药卖得也不错，就连冰激凌都上了下火的"热销榜"，但是那些降火的方法真的都正确吗？接下来就给大家说一下降火的那些误区：

◆孩子上火要清泻

从中医的角度上说，小儿为纯阳之体，体内的阳气充盛，可以促进迅速生长。并且孩子易饥易饱，饮食上没有节制，易积食，因此孩子很容易上火。有的妈妈看到孩子上火之后立刻给孩子吃泻火药，孩子吃完之后会腹泻，家长认为这样就是在为孩子泻火，岂不知这种做法并不正确。

孩子的消化系统尚未发育完全，而泻火药的药性寒凉，易伤及脾胃，腹泻实际上就预示着脾胃受损，孩子的脾胃严重受损滞后，无法吸收充足的养分供给生长，就会进一步影响到消化系统的发育，久而久之就形成了恶性循环。孩子上火的时候要以调理为主，辅助食疗，最好让专业的医师帮忙看看孩子究竟是何种原因上火的，对症治疗。孩子上火期间应当少吃辛辣油腻之品，多吃些新鲜果蔬。

◆吃"苦"就可以去火

很多爱上火的人在知道苦味的食物可以泻火之后就开始大量吃苦味食物，如苦瓜、苦丁茶、苦菊等，这些食物里面含大量生物碱，这些成分有清热清暑、舒张血管等功效。然而实际上，这些苦味食物只适合肝火、胃肠上火、咽喉肿痛、眼睛发红等症，但是口舌生疮等症的患者不宜食用。还要注意，吃苦要因人而异，任何东西都要有个"度"，过多过频摄入苦味食物会导致脾胃不适，进而诱发恶心呕吐等症。

◆到了夏季就喝绿豆汤

很多人都知道绿豆汤能降温解暑，非常适合夏季饮用，但是绿豆性寒、味甘，虽然有清热解毒、止渴消暑之功，但是并不适合腹胀、腹泻、手脚冰凉等体质者服食。此类人群饮用绿豆汤之后不但不能清热解毒、消暑止渴，还会使自己的身体越来越虚寒，进而导致免疫力下降。通常情况下，体质虚寒者可熬些绿豆粥来吃，因为添加了辅料之后的绿豆粥性温和。

◆凡是上火都喝凉茶

有的人发现自己出现肺热症状时，就会开始喝凉茶清热，岂不知肺火是有虚实之分的，需要根据具体情况辨证施治。凉茶中含苦寒药物，容易损伤人体的正气和真火，特别是脾胃虚寒、虚证肺热者，非常不适合喝凉茶。症状严重的时候，正气会更伤，虚火会更甚，进而加重病情。所以，清火之前先分虚实，辨证施治才更有效。

◆为预防上火常吃下火药

有的人经常上火，后来想到一个"妙法"——吃下火药预防上火不就行了吗，没事就吃点牛黄解毒丸、黄连上清片等，美其名曰在

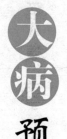

"灭火"，实际上却是在伤害自己的身体。正常的火有温煦身体、推动身体各项生命活动的作用，一旦火不旺盛，身体也会受伤害，人就缺乏生命力。

正确的预防方法应当是调节情志，保持室内的温度适宜、环境卫生，进行适当的锻炼，合理搭配饮食等，或是适当吃些有清凉功效的食物，不过不可一味地服用降火药。

◆ 感冒就吃泻火药

感冒为机体受外邪侵袭而表现出邪犯正表的病症，上火就是指人体中的火绝对或相对增多引发的一系列密切综合征，二者之间并不等同。人体感受的邪气包括风、寒、暑、湿、燥、火，虽然感冒表现在五官和肌表的症状是差不多的，不过实质上却有很大的差别。随着温室效应越来越严重，夏季炎热，冬季温暖，室内温度高，风热型感冒变得越来越常见，其症状类似上火：嗓子疼痛、咳嗽、咽干口渴、牙周疼痛等，所以很多人容易将感冒和上火混淆在一起。

治疗风热感冒和上火症状都包括清热的方法，不过感冒所受之邪源于外界，症状主要集中于体表，不会深入到内里，因此感冒的治疗应当以内向外疏散邪气为主。总体来说是疏风清热，让邪气由表而解。感冒与上火之间有区别也有联系，所以一出现感冒就吃清热泻火药的做法是错误的。

乱服去火药，吃出肾衰竭

有一则报道指出，一位妇女听信民间偏方，为了去火，将去火药熬成汤来喝，连续服用一段时间之后出现了肾衰竭。2000 年，北京晨报报道了龙胆泻肝丸会导致肾功能衰竭的新闻。如今，很多人对"龙胆泻肝丸"望而却步，但是这其中有个问题也是值得我们去思考的，为什么这个方剂用了几百年都没出问题，到了现代却出了问题呢？原因有二：第一是现在讲其中安全的木通换成了错用成了关木通；第二是中医在用这类苦寒药物的时候一直秉承着"中病即止"的原则，可现代人明明没病却久服此方，造成严重后果。

通过服用龙胆泻肝丸去火，即使不存在肾毒性问题，也是不能长期应用的，毕竟"是药三分毒"，和龙胆泻肝丸一样的去火药还有当归芦荟丸。此药的清肝火力量更大，其中添加了大黄、麝香、青黛，服用此方之后会导致腹泻，有人因此而久服此方以达到减肥的目的。但实际上，此方的减肥功效并不好，而且还会减少人体的火力。

现代人在不断地发胖，追求减肥的人越来越多，那究竟是什么导致的肥胖，又该如何减肥呢？

现代人的生活条件比较好，在物质丰厚的年代，人们很难抵御美食的诱惑，在这种情况下，肥胖也就应运而生了。再加上科技的进步，人的体力和体质都在退化，运动越来越少，能量的消耗也就少了，过多的能量储存在体内，诱发肥胖。

中医认为，现代人，很大一部分出现的肥胖都是肾虚导致的，肾阳不足，其他脏腑的气就会不足，火力缺乏，无法消化营养精微，也就无法正常燃烧脂肪。所以，肥胖多发生在孩提时期和中年之后。

孩子小的时候，小脸胖嘟嘟的，身体肉乎乎的，家长看到孩子胖嫩可爱的模样非常开心，觉得这就是孩子健康的表现。等到孩子长大长个之后就会瘦下来，因为长个的时候，肾阳开始充足，火力就会变壮，有能力燃烧脂肪，婴儿脂肪就会被大量消耗。

人到中年之后，就会出现不同程度的肥胖，此时肾阳开始衰退，火力变差了，体内的脂肪则无法顺利被燃烧，此时想要减肥，一定不能用去火药，可以选择补肾药。研究发现，不管是原发性肥胖还是继发性肥胖均会影响下丘脑、垂体、肾上腺、甲状腺、胰岛等内分泌功能的下降。和肾阳虚者的情况基本一致，此类功能的下降会直接导致脂肪代谢速度变慢，导致脂肪沉积在身体之中。

从能量转化的角度上说，几乎没有可以吃不胖的食物，只是每种食物可以为人体提供的能量多少不同，因此吃下去长胖的程度也不同。不管你吃下去的是什么食物，只要不能被完全消耗掉，多余的能量就会积存起来，转化为脂肪存留在体内，诱发肥胖。

不过判断一个人是否肥胖不能仅仅靠体重这一个指标，因为有的人之所以比较重，是因为他身体上的肌肉比较多，美国的很多运动员的体重都达到了 100～150 千克，可他们的体质指数正常，并不在肥胖的范畴。

那么如何判断一个人是否是由于肾虚而肥胖的？如果你的腰围严重超标，出现了梨形身材，如果不是贪吃导致的，可以适当吃些补肾益寿丸；如果你的腰周围囤积了大量脂肪，而人体中段肥胖的危险最大，因为腹部脂肪更易被吸收，导致血脂增加。

不过提醒大家注意一点，补肾药通常热性很大，如淫羊藿、附子、肉桂，能补气壮阳，但是吃过之后会产生上火的感觉。这说明人体的代谢在增强，代谢增强的时候，人体中就会有热量的蒸发和水分的流失。

服用过金匮肾气丸的人会发现，自己的肾虚得到改善的同时，体重也有所减轻了，身体变得更加紧实了，似乎是在"返老还童"。

提醒大家注意一点，用补肾药减肥的时候，一定要谨防不良商家在中药中添加甲状腺激素。因为甲状腺激素能提升人体的代谢速度，有鼓动肾阳之功。我们都知道，甲亢患者的体重会显著下降，主要是因为其体内的甲状腺激素过度分泌，脂肪被消耗掉。肥胖者中的22%都存在甲状腺激素功能下降，与甲状腺功能减低状态类似，肥胖和甲状腺功能减低者出现的身体胖肿类似，都是由于火力不足，代谢减慢，水无法蒸发除去，滞留于体内导致的。因此，将甲状腺激素放到药中，的确可以在一定程度上激素脂肪的消耗，进而达到减肥的目的，但这对于很多人来说都是非常危险的。

滥用抗生素，"火力"没了

抗生素主要用于杀灭、抑制细菌、真菌，支原体、衣原体、立克次氏体等致病微生物，用于治疗各种非病毒感染性疾病，但是临床应用的过程中显现了很多不良反应。

如果老年人患的是细菌感染导致的大叶性肺炎，最好不要用青霉素治疗，因为青霉素药性苦寒，用青霉素就相当于用了去火药，而老年人本就气血双亏，阴阳俱虚，没有火可以去了，此时用青霉素对老年人的身体伤害是比较大的。

感染性疾病中，气管炎、肺炎、肠炎等，初期的年轻患者为热性的，上火的可能性比较大。如果是老年人患上此病，而且从急性转成了慢性，通常来说已经虚得没火了。有临床经验的医生不会在这种情况下给患者用苦寒性质的青霉素，最起码不会单独应用青霉素。

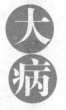
红霉素也是一样的，患者应用红霉素之后，即使炎症消退，疾病痊愈，也仍然会食欲不振，胃部发凉，而且隐约觉得不舒服。实际上，这就是药物伤及胃气导致的。

西医在治病的时候多考虑的是外在的症状，既然是细菌引起的疾病，那么就从杀菌着手，如果是病毒导致的疾病，那么就从消灭病毒着手，而不会考虑到人自身的状况。而中医不光治病，更是治人，目的是帮助人恢复功能。比如，中医在治疗肾虚引发的腰痛时不会像西医那样开止痛药，而是对症施治，帮助患者调理肾脏功能，从根本上解决腰痛问题。

中医讲究的是调理治法，用各种食材、药材帮助人调理身体，当身体各部分功能变得强盛的时候，自身抵抗力有所提升，人体依靠自身的力量就能将病灶清除了，还能预防应用西药补肾造成火力的流失。

雌激素多了，当心"火"伤身

一项调查结果显示，专门调配蜂王浆的人的手都非常细腻白嫩，即使是男性，年纪不小了也是如此。为什么会这样呢？

蜂王浆中含有微量雌激素，从幼虫期起，蜂王就开始吃蜂王浆，寿命达五六年之久，而工蜂只能活50天左右，蜂王成年之后每天都会产卵，产卵的总重甚至超过自身的体重。之所以如此，和蜂王浆中丰富的营养物质有着密切的关系。合理服用蜂王浆能提升人体抗病能力，很多癌症患者虽然未经治疗，仅仅吃了些蜂王浆，病情就得到了显著的改善，寿命也延长了。

雌激素能够透过皮肤被人体吸收，让皮肤更加细嫩，让女人享有"年轻态"，但与此同时还有一个问题，就是雌激素还会诱发各种妇科癌症。雌激素对女性来说，可以让女人更有女人味，可一旦雌激素来得过早、过晚或过多，女性就会生火。处在发育期待女生遇到这种火会性成熟，使得十几岁的姑娘出现了二十几岁女性才会发生的问题。中医诊断其为"阴虚火旺"，需要通过凉药、去火药来治疗。

中老年女性已经过了发育期，此时使用雌激素，过多的雌激素就会被囤积在身体之中，既不能发挥其左右，又无法排出体外，此即为中医上提到的"肝郁"状态。慢慢地就会由于肝郁而生火，患上乳腺增生、乳腺癌、子宫内膜癌等雌激素导致的上火症状，这些疾病的发病率的提高与环境雌激素的发现几乎同步。由此可见，雌激素让女人青春常驻的同时也在迫害着女人的身体健康。

治疗乳腺癌时，内分泌的治疗非常重要，只有控制住患者的雌激素水平，才可以确保疾病不复发。研究表明，乳腺癌手术、放射治疗、化学药物治疗后，"肝郁"患者的复发概率比其他人高。

很多人都发现一个现象：现在的女性比自己的妈妈那一辈在同样的年龄显年轻，有些已经40多岁了，但是皮肤仍然有弹性，很水灵，这和雌激素的有着密切的关系。雌激素除了可以维持女性的生殖功能外，对皮肤也有着非常好的保养作用，它能够让你的皮肤里面的水分不易流失。因此，只要女性身体中的雌激素没减少，皮肤就不会由于缺水而丧失弹性，也不会生出皱纹。

环境中的雌激素对于人类有一定的不良影响，虽然它是身体之外的雌激素作用的物质，如杀虫剂、洗涤剂的降解产物，以及避孕药、更年期代替疗法所用的雌激素，流入环境内就变为环境激素，它导致人类面临着趋于雌性的趋势。

雌激素在不知不觉中通过人体的皮肤吸收，使得女性比前辈显得更加年轻，使得很多女人在衰老之后不能接受这个事实，火力不知从何处发泄，进而郁出火。在环境因素的影响之下，使得她们的生理、心理诱惑一直存在，却不能像年轻人那样做自己想做的事，久而久之变得抑郁。

 ## 压抑之火，闭经之源

生活在这个迅速发展的社会中，为了跟上社会进步的脚步，人们无时无刻不在忙碌、前进着，当生活中更多的是欲望，没有时间顾及亲情、友情、爱情的时候，人就会在高强度、长时间的工作下变的压抑，长时间的压抑造成了现代女性的常见病——闭经。

在古代，终身未嫁或婚姻不幸的女人很容易患"干血之症"，此症俗称"干血痨"，即中医上提到的"闭经"。原本月经是正常的，但长时间压抑之后，月经就会突然停止几个月甚至几年。

此类女性由于长期处在压抑的状态下，欲望无法实现，体内正常的生命之火无处发散，就会内耗。整个人变得又黑又瘦，皮肤粗糙，面色发暗，身体中有瘀血的人通常都是这个状态。

当女人体内的脂肪少到一定程度的时候，就会反过来影响月经，甚至会丧失来月经的能力。因此，女人应当适度丰满，不能一味地要求骨感美，更何况瘦成一副骨架并不利于身体健康。适度的丰满能够保证月经的正常来潮。

女人哺乳青春期之后，下丘脑会分泌激素，控制腺垂体，腺垂体分泌激素，刺激卵巢，卵巢分泌激素刺激子宫内膜，进而产生月经。整个过程就是：下丘脑—腺垂体—卵巢—子宫，这四个环节保持畅通，才可以确保月经的正常来潮。

　　情绪是导致闭经的"罪魁祸首"，因疾病、流产后遗症等导致闭经的概率较小。精神刺激作用到大脑皮层之后，大脑皮层会紧接着就会影响下丘脑，进而影响到决定月经的内分泌轴，它变得不顺畅，最终的结果就是诱发闭经。

　　闭经属于功能性的，最开始并非子宫内膜出现问题，但是器官功能长时间不用，子宫就会萎缩，甚至彻底失去生育功能。

　　情绪导致的闭经多为功能性疾病，时间久了会转变为器质性疾病。通常情况下，器质性比功能性更难治愈，因为此时结构已经发生了改变，简单的药物已经很难达到治愈的目的了。

　　郁火久积于心的女人会阴伤，消瘦，闭经，而消瘦又会反过来影响月经，久而久之就形成了恶性循环。想要打破这个恶性循环，首先要做的就是解郁。